J'ADOPTE LE RÉGIME CRÉTOIS

Des mêmes auteures aux Éditions Leduc

Mes petites recettes magiques acido-basiques, 2023.

500 recettes détox, 2023.

Ma Bible des secrets de grand-mère, 2022.

Design de couverture : Antartik

Maquette : Sébastienne Ocampo

Illustrations intérieures : © AdobeStock

76, boulevard Pasteur – 75015 Paris

ISBN : 979-10-285-3320-5

ISSN : 2425-4355

C'EST MALIN

Anne Dufour et Catherine Dupin

J'ADOPTE LE RÉGIME CRÉTOIS

LEDUC poche

SOMMAIRE

INTRODUCTION

LE RÉGIME CRÉTOIS, UN SUPER-RÉGIME MÉDITERRANÉEN

S'il existait un médicament infaillible vous assurant un maximum de protection anticancer, anti-accident cardiaque, antidouleurs, antidépression, anti-Alzheimer, antirides, qui soutient aussi votre vue, votre mémoire, votre système nerveux et hormonal, votre squelette, vous le voudriez, n'est-ce pas ? Et à tout prix ? Ce médicament préventif existe et, en plus, il est gratuit. C'est le Régime crétois. Père du Régime méditerranéen, c'est le meilleur modèle alimentaire du monde. C'est-à-dire la manière la plus efficace connue à ce jour de s'alimenter pour rester en bonne santé. Tout en prenant soin de la planète, des sols, des végétaux et animaux destinés à notre consommation, de la filière agricole et des hommes qui y travaillent, bref, de tout un système prenant en compte la meilleure santé possible de chaque maillon. Un concept appelé *One health* (une santé pour tous) : si la carotte que je mange, si le poisson que je pêche sont en bonne santé, alors je serai moi aussi en bonne santé, sinon c'est impossible car nous sommes tous liés. Nous voilà donc ici bien loin d'une simple liste d'aliments à consommer et d'autres à éviter.

Si le méditerranéen est réélu chaque année, depuis des années, par le célèbre groupe de médecins de l'US News & World Report – un média américain spécialisé dans les classements (des hôpitaux, des régimes…) –, c'est en réalité le crétois que l'on acclame à travers lui. Le Régime crétois, c'est le cœur du Régime méditerranéen, l'absolu sans faute. En fait, c'est un super-Régime méditerranéen. La référence pour ce que l'on devrait manger au quotidien afin de vivre le plus longtemps possible sans maladie, celui qui obtient des scores de protection encore plus élevés que ceux du Régime méditerranéen. Grâce à ce livre, nous espérons que vous y prendrez plaisir à chaque bouchée.

Tout ce que savent les Crétois (que vous devriez savoir aussi)

Lors du congrès Cretan Lifestyle 2023 de Réthymnon, en Crète, le programme focalisait sur le Régime crétois et la santé, et plus largement sur le style de vie crétois. L'un ne va pas sans l'autre. Il a été question d'olive et d'huile d'olive, de zones bleues – ces fameuses régions abritant bien plus de centenaires qu'ailleurs –, de leçons de longévité, de points communs entre l'alimentation italienne et crétoise – les deux portent l'étendard du Régime méditerranéen, avec chacun ses nuances –, mais aussi de sport, d'impact du stress sur nos routines alimentaires, de celui du Régime crétois sur la planète, des techniques d'enseignement de la cuisine, etc. Un balayage complet que nous avons hâte de partager avec vous.

Lors du discours d'ouverture, la Dr Antonia Trichopoulou, membre de l'académie d'Athènes, présidente de la Fondation hellénique pour la santé, évoquait le mode de vie crétois, soulignant la tradition méditerranéenne et les applications modernes. Les temps changent : on ne mange plus et on ne bouge plus comme avant. C'est normal. Même si pas toujours souhaitable, mais voilà, la vie moderne est passée par là, et il faut bien s'y adapter. Et adapter le Régime crétois traditionnel à nos nouvelles normes de vie. La bonne nouvelle : c'est facile, d'autant que nous avons à notre disposition une très large palette d'aliments comme chez les Crétois, cultivés localement bien sûr. Par exemple, des dizaines de variétés d'olives, de tomates, de fromages frais ou d'huile d'olive, une profusion inimaginable il y a quelques décennies. Et si vous-même êtes encore très loin de tout cela – vous le découvrirez avec notre « score crétois » p. 22 –, plus habitué au beurre, à la crème, aux burgers ou aux pizzas, tant mieux : vous allez expérimenter des changements spectaculaires et rapides notamment sur votre sommeil, votre digestion et votre poids.

Tant de spécialistes mondiaux se penchent désormais sur le sujet, que les études, réflexions, adaptations aux différents pays et travaux scientifiques ou culinaires sont foisonnants. Ce qui ressort de cette immense marmite, c'est ceci : le régime traditionnel crétois est génial. Y intégrer des routines bénéfiques, grâce à la science moderne, aussi. Cet apport de souffle neuf permet même de renforcer son impact sur la santé, et de constater qu'au fil des années, il ne prend pas une ride. C'est le propre des idées simples, géniales, incontournables, et qui savent s'adapter aux temps qui courent.

L'alimentation qui s'adapte à vous (et pas l'inverse)

Vous avez envie de vous y mettre mais vous craignez un changement trop radical de vos habitudes quotidiennes ? Rassurez-vous. Ce n'est pas vous qui allez devoir vous adapter à un régime strict et « ancien », c'est au contraire un style de vie gourmand que nous allons vous aider à intégrer dans votre cuisine, vos habitudes, vos commandes au restaurant. Alors, vous découvrirez en toute sérénité que manger et vivre crétois est à la portée de chacun, avec un résultat gustatif et santé fabuleux. Voici quelques pistes à creuser parmi tant d'autres, pour vous donner envie d'attaquer ce gratin de courgettes ou ces escargots « pas au beurre ni à l'ail » dès le prochain repas.

- *Pour découvrir pourquoi manger crétois c'est bien dès le plus jeune âge,* et ce que vos enfants ou ados peuvent en espérer (en plus de se régaler), c'est p. 28.

- *Pour savoir comment le régime le + santé du monde a conquis la planète entière,* et convaincu les médecins (et les cuisiniers, et les gourmands), reportez-vous p. 54 « Ancel Keys, à l'origine de la légende ».
- *Pour faire le tri entre les huiles d'olive et choisir la meilleure,* c'est-à-dire la vierge extra, direction p. 131.
- *Pour déguster les meilleures infusions crétoises qui fleurent bon la garrigue,* allez directement p. 101.
- *Pour comprendre comment le Régime crétois aide à mieux contrôler nos émotions, à choyer notre nerf vague donc notre humeur et notre digestion, et à nous rendre plus optimistes,* c'est p. 52.
- *Pour savoir comment manger crétois quand on est nul en cuisine mais qu'on a un airfryer...,* filez directement p. 41.
- *Pour apprendre à revisiter et moderniser en un clin d'œil plein de recettes traditionnelles, sans pourtant y toucher un cheveu.* Objectif plaisir et émotions sensorielles, c'est ici !

QUELQUES PISTES POUR RENFORCER L'ASPECT SENSORIEL DE VOS RECETTES

Ajouter une couleur. Utilisez des épices comme le curcuma, le paprika, ou des aromates comme le basilic et la coriandre pour apporter une touche visuelle dynamique.

Introduire des contrastes de texture. Ajoutez des morceaux de pistache dans un houmous, des graines de grenade sur une salade ou encore des légumes croquants dans une soupe veloutée.

Modifier les formes. Réinventez des classiques sous une nouvelle forme, comme des billes de lentilles assaisonnées, pour offrir une expérience différente et ludique.

Jouer sur les températures. Associez des ingrédients froids et chauds, par exemple ajouter des tomates cerises fraîches sur une soupe chaude pour surprendre le palais.

Intégrer des cœurs croquants, comme des amandes entières dans des préparations, ou des éléments fondants comme des petits cubes de fromage à l'intérieur d'une préparation végétale.

Intégrer des textures nouvelles. Utilisez des brisures de crackers ou des perles de saveurs pour apporter du croquant ou une explosion en bouche.

→

Varier les consistances. Offrez des variations de consistance dans une même recette, comme un smoothie crétois avec des morceaux de fruits ou des graines de chia, pour un effet surprise.

Jouer sur les couleurs contrastées dans un même plat, par exemple en combinant des ingrédients comme des betteraves rouges avec des fromages blancs ou des légumes vert vif.

Proposer des ingrédients qui évoluent en texture en fonction de la mastication, comme des graines croquantes qui libèrent une saveur plus intense en bouche.

Créer des plats qui révèlent un cœur différent lorsqu'ils sont coupés, comme une boule de falafel farcie de fromage fondant ou d'une sauce épicée.

Harmoniser les saveurs et les sons. Intégrez des aliments qui créent un léger bruit croquant lors de la dégustation (comme des croûtons grillés ou des chips de légumes), ajoutant une dimension sensorielle inattendue.

Chapitre 1

Régime crétois, mode d'emploi malin

Découvrez dans ce chapitre les bases de ce régime mythique, et surtout 50 bonnes raisons de vous mettre au Régime méditerranéen « originel », le vrai, souvent copié, jamais égalé.

22 RAISONS DE MANGER CRÉTOIS DÈS LE PROCHAIN REPAS

Manger crétois est idéal à tout point de vue : santé, bien-être, gustatif, convivialité, financier, écologique...

1. *Il est très bon, généreux, agréable et convivial.* Une vraie bonne cuisine familiale, amicale (ou pour soi seul) qui sent drôlement bon dans la maison.
2. *Il est très facile à suivre* même quand on est nul en cuisine.
3. *On peut faire des recettes traditionnelles avec des outils modernes.* Par exemple, des légumes en friture avec très peu de gras dans une machine de type airfryer.
4. *Ses aliments concentrent tellement de molécules protectrices qu'il est considéré comme vrai outil préventif* (« prévention antimaladies »). Il a fait ses preuves santé au cours de centaines d'études scientifiques.
5. *C'est le meilleur protecteur cardiaque.* En accompagnement d'une activité physique suffisante et d'un bon sommeil, entre autres.
6. *C'est le meilleur protecteur anticancer.* Étant entendu qu'un très, très grand nombre de facteurs interviennent dans la protection (éviter au maximum les polluants, perturbateurs endocriniens, etc.).
7. *C'est le meilleur passeport longévité.* Il protège même nos gènes, lesquels mènent tout droit à des maladies ou à des anomalies de toutes sortes s'ils sont abîmés

8. *Il surprend et ravit les sens,* pour peu de travail en cuisine : plein de couleurs dans l'assiette et des cuissons/préparations ultra-simples. Ça craque, ça fond, ça croque, c'est haut en couleur... Dans nos recettes, nous avons ajouté des petites surprises pour combler encore plus les sens, sans toucher un cheveu à l'esprit, aux ingrédients ou aux recettes traditionnelles. Magique et malin !
9. *Il n'écarte aucun aliment.* Très équilibré, il n'est pas du tout farfelu sur un plan nutritionnel.
10. *Il focalise sur l'humain* : il rapproche, rassemble, pour manger ensemble, tranquillement, en prenant son temps. Ça veut dire aussi une belle traçabilité : comprendre d'où vient votre œuf, votre viande, vos courgettes. Dans l'idéal, d'une ferme non loin de la maison, mais sinon, dans des magasins soucieux de la qualité de leur approvisionnement. L'inverse des quantités folles et déshumanisées disponibles en hypermarché.
11. *Il est plus efficace pour une belle peau et de beaux cheveux* que tous les cosmétiques du monde (rappel : la beauté vient de l'intérieur).

12. *Il est basé sur des produits frais, simples, non transformés.* Normal, quoi. Des vrais aliments. Sans additif ni aucun produit douteux.
13. *On peut le suivre même avec peu de moyens,* en misant sur les surgelés ou les conserves nature (= sans sauce, additif...). En focalisant sur les fins de marché. En faisant pousser soi-même certains aliments – même en ville, la menthe et la sauge trouvent leur place dans un pot.
14. *On peut manger crétois aussi le midi,* au bureau ou sur un banc avec les collègues. Il suffit de s'équiper d'une « lunch box » en verre avec un couvercle en silicone ou en plastique : sans BPA, elle ne retient pas les odeurs et supporte parfaitement le micro-ondes.
15. *Il n'est pas végétarien, et encore moins végane :* viande, poisson, œufs en quantité raisonnable sont les bienvenus. En revanche, rien n'empêche de choisir uniquement des recettes à dominante végétale avec des œufs et des produits laitiers, et ainsi vivre sa meilleure vie végétarienne, comme on dit.
16. *Il est à la fois généreux* (grandes portions de légumes, plats à partager...) *et frugal* (petites portions de produits animaux,

repas simples, pas de dessert systématique sinon des fruits).

17. *Il respecte les saisons et la planète.* Son empreinte carbone est faible : circuit court, simple, bon.
18. *Les aliments crétois, ou leur équivalent, poussent « chez nous »,* c'est un modèle alimentaire locavore.
19. *Il est parfait pour les sportifs,* surtout en période d'entraînement et après une compétition fatigante. Pendant la compétition, c'est bien aussi, mais certains doivent diminuer les fibres donc limiter notamment les plats riches en légumineuses.
20. *Il est recommandé en cas de maladie chronique, de traitement au long cours, de convalescence, de toute fatigue liée à une maladie « qui dure ».* Car il protège l'organisme d'un stress oxydatif aggravant la fatigue, les douleurs, l'inflammation, l'anxiété...
21. *Il convient à tous les âges de la vie,* donc il est parfait « à la maison », pour tous.
22. *Il intègre l'activité physique, les relations amicales et familiales/sociales, le repos, le sommeil.* En un mot : le bien-être.

DIÉTÉTIQUE = *DIETA* = STYLE DE VIE

Hippocrate, père de la médecine, divisait la médecine en trois branches : la physique (= médecine interne), la chirurgie, et la diète (de *dieta* en grec = non pas « alimentation » mais bien « style de vie »). Eh oui, la diététique ce n'est pas seulement ce que l'on mange et boit, mais aussi notre sommeil, notre activité physique… Tout ce que l'on nomme aujourd'hui « style de vie ».

C'EST QUOI LE RÉGIME CRÉTOIS ?

Ce sont les habitudes alimentaires pratiquées jusque dans les années 1960-1970 en Crête, et poursuivies encore par les Anciens aujourd'hui. Une tradition culinaire fondée sur des aliments à la forte teneur en vitamines, minéraux, oligoéléments, antioxydants et autres « principes actifs » santé. Mais aussi un art de vivre en savourant le soleil, les cigales, les amis et la sieste.

Les plats sont très divers, très goûteux, à base d'aliments frais et de saison :

- Salades et herbes sauvages.
- Légumes, dont tomates, pommes de terre (en moyenne 1 par jour), courgettes, concombres, poivrons...
- Fruits, dont agrumes, raisin (de table, sec, vin).
- Olives, huile d'olive.
- Noix, graines.
- Légumineuses (haricots, pois, lentilles).
- Céréales – pain complet, blé, orge.
- Fruits de mer.
- Poissons.
- Viandes (notamment gibier – mouton, chèvre).
- Fromages frais, yaourt (lait de brebis surtout).
- Miel.

Personne ne s'interdit de vrais desserts, comme la tarte aux noix (*patouda*), ou tout un tas de recettes que vous découvrirez à partir de la p. 63.

VOUS MANGEZ CRÉTOIS UN PEU, BEAUCOUP, PAS DU TOUT ?

Pour savoir où vous en êtes, remplissez ce mini-questionnaire.

Quel est votre score crétois ?

Les scientifiques ont mis au point plusieurs indices pour évaluer « à quel point » on est « Régime crétois addict ». Plus on coche de « Oui », plus on l'est, et plus les marqueurs cliniques et biologiques confirment une protection, notamment cardiaque. En voici une version simplifiée.

JE MANGE...	REMARQUES	FRÉQUENCE/ QUANTITÉ	OUI	NON
Des légumes verts	Crudités, soupes, légumes cuits...	Au déjeuner et au dîner	1	0
Des fruits	Crus ou cuits, nature	À au moins 2 des 3 repas principaux	1	0
Des céréales complètes (riz, pâtes, pain...)	Tartines, accompagnement des légumes...	À au moins 2 des 3 repas principaux	1	0
Des légumineuses (pois, haricots...)	Salade, soupe, garniture chaude...	Au moins 2 fois par semaine	1	0
Des noisettes/ pistaches/noix...	Nature, ni salées ni grillées	6 à 7 par jour	1	0

JE MANGE...	REMARQUES	FRÉQUENCE/ QUANTITÉ	OUI	NON
Des herbes aromatiques, câpres, épices, cornichons, moutarde, oignons, échalote, ail...	Fraîchement coupés dans le jardin/balcon, ou préparés simplement (cornichons classiques, moutarde sans sucre, etc.)	Un peu chaque jour	1	0
De l'huile d'olive	Extra-vierge, indispensable pour profiter des polyphénols !	Au moins 2 c. à s. par jour	1	0
Des poissons et fruits de mer	Crus ou cuits, mais nature (pas de nuggets et autre surimi !)	Au moins 2 fois par semaine	1	0
Des œufs (2 à 4 par semaine), fromages, yaourts	Des produits laitiers nature, simples, de bonne qualité. Des œufs de qualité (AB, label rouge, Bleu-Blanc-Cœur/ oméga 3...).	2 fois ou + par jour	1	0
Des viandes	Blanches, rouges, volailles... Forcément nature, achetées chez le boucher	2 fois par semaine	1	0
En bonne compagnie	Pas seul devant un écran	1 fois ou + par jour	1	0

Et aussi

Activité physique	Marche, jardinage, étirements, mouvements, danse + sport	1 heure ou + par jour	1	0
Score total				

- **De 10 à 12 points.** Un futur centenaire, continuez ! Le Régime crétois n'est pas qu'affaire de nourriture, mais aussi de style de vie : pensez aussi rythme cool, repas convivial avec la famille ou les amis, horaires réguliers, vie saine « en plein air » avec de l'activité physique chaque jour.
- **De 7 à 9 points.** Pas mal du tout. Avez-vous pensé à opter pour des aliments locaux, ou de saison, ou en faisant vous-même la cuisine, trois éléments clés du Régime crétois ? Êtes-vous curieux de marques différentes d'huile d'olive pour comparer leur provenance, leur saveur, leur odeur ? Avez-vous comparé la saveur des pignons de pin parasol et ceux de cèdre, un peu plus ronds que ceux de pin ? Et goûté les œufs provenant de différentes fermes afin d'en déceler les subtilités ? La nutrition passe avant tout par l'alimentation, c'est-à-dire l'usage des sens pour choisir ce que l'on met dans sa bouche, bien plus important que les tableaux nutritionnels et autres « chiffres scientifiques ».

- **De 4 à 6 points.** Vous êtes sur la bonne voie. Un effort encore pour un vrai grand pas préventif. Pensez « global » plutôt que de focaliser sur un ou deux points seulement. Par exemple, remplacer votre huile habituelle (tournesol ? un mélange ?) ou votre beurre ou crème par de l'huile d'olive, et vos classiques « desserts » par des fruits, c'est très bien. Mais insuffisant. Une réforme alimentaire est souvent la meilleure façon de s'immerger dans un nouveau mode de vie peut-être éloigné du vôtre, mais dont vous retirerez des bénéfices inestimables.
- **De 0 à 3 points.** On reprend tout à zéro et on met en place une hygiène de vie protectrice. Vous partez de loin. L'avantage : votre marge de progression est énorme. Vous allez très vite constater de grandes différences sur votre sommeil, humeur, niveau d'énergie, peau, confort digestif. Vous n'aurez plus envie de revenir en arrière une fois ces avancées acquises, c'est certain !

QU'EST-CE QU'ON MANGE ? QU'EST-CE QU'ON BOIT ?

ALIMENTS	FRÉQUENCE	QUANTITÉ REPÈRE PAR REPAS
Légumes	Tous les jours midi et soir	La moitié de l'assiette, ou un bol
Herbes aromatiques	À volonté	À volonté
Fruits	Tous les jours midi et soir (ou matin et midi, ou matin et soir)	1 gros ou 2 petits
Légumineuses	2 à 3 fois par semaine	¼ de l'assiette
Céréales complètes (pâtes, pain...)	Tous les jours en quantité à adapter selon faim, sexe, âge, pratique sportive...	¼ de l'assiette
Huile d'olive	Tous les jours midi et soir	1 cuillère à soupe
Yaourts, fromages frais/blancs	1 fois par jour	1 yaourt, ou 1 fromage blanc, ou 2 petits-suisses, ou 1 part de fromage
Viande blanche/ volaille	1 à 2 fois par semaine (si souhaité)	100 à 120 g (quelques aiguillettes, 1 filet, 1 escalope)
Viande rouge/ charcuterie	1 fois par semaine (si souhaité)	100 à 120 g
Œufs	3 à 5 fois par semaine (tous usages confondus)	1 à 2 œufs
Poisson, fruits de mer, coquillages, mollusques	1 à 4 fois par semaine (si souhaité)	100 à 150 g

	EXEMPLES
	Gratin, tian de légumes rouges, orange, jaunes (céleri, aubergine, poivron, carotte, tomate...), ratatouille...
	Thym, sarriette, romarin, sauge, menthe, origan... Dans les salades, omelettes, plats, en infusion, eaux détox...
	1 grappe de raisin ou 2 prunes
	Soupe ou salade ou accompagnement de lentilles, haricots rouges ou blancs, pois cassés...
	¼ d'une assiette de pâtes ou de riz ou ¼ de baguette
	Dans la salade, sur les légumes verts...
	Yaourt nature ou avec des graines, des morceaux de fruits frais... Chèvre frais avec des herbes aromatiques... kefalotiry ou cantal vieux avec de la salade verte, des fruits...
	Escalope de dinde, aiguillettes de poulet, magret de canard...
	1 steak, du jambon sec, du jambon aux herbes, de la coppa (de qualité)
	Coque, au plat, durs, en quiche, sauces...
	1 dorade, 1 boîte de sardines à l'huile, 1 poignée de crevettes, de bulots, 12 huîtres, 4 oursins, une cassolette de moules, des escargots (pas au beurre)...

À QUI S'ADRESSE LE RÉGIME CRÉTOIS ?

À tout le monde ! D'autant qu'il s'adapte à merveille aux souhaits de chacun. Par exemple on peut très bien manger moins voire pas de céréales et légumineuses pour se rapprocher d'un régime cétogène. Ou, au contraire, éliminer viande et poisson pour privilégier les végétaux (voir « Je veux manger végétarien et crétois c'est possible ? » p. 40). On peut aussi facilement combiner crétois + sans gluten, crétois + sans lactose, crétois + IG bas (spécial diabète/fringales), crétois + sans viande ni poisson (spécial « antigoutte »), etc.

Les jeunes (enfants, ados, jeunes adultes). C'est un formidable modèle alimentaire préventif, idéal pour les enfants, ados et jeunes adultes. Optimal pour la croissance, il est équilibré en protéines, glucides, graisses vitamines, minéraux, polyphénols, caroténoïdes... Diverses études ont démontré que ce type d'alimentation réduisait nettement le risque de surpoids, d'asthme, et d'hyperactivité chez les enfants. Côté ados, c'est leur meilleur allié anti-boutons d'acné, et aussi bon pour la solidité de leur squelette puisque c'est la période à laquelle le corps

« fixe » les os pour le reste de la vie. Nul doute, le premier argument portera davantage pour les convaincre de manger plus de légumes s'ils n'en sont pas friands, car chacun sait qu'un bouton sur le nez est bien plus grave qu'une fracture due à l'ostéoporose. Mais vous, vous savez que le deuxième argument est crucial pour leur avenir.

Les moins jeunes. C'est le meilleur des outils anti-inflammatoires et anti-maladies au quotidien, y compris en ce qui concerne la santé mentale et le moral. Autant dire, indispensable pour accompagner sereinement toute avancée en âge. Et encore plus si l'on souffre d'une maladie chronique, donc forcément avec une composante inflammatoire – troubles dermatologiques, respiratoires, digestifs, articulaires, dépression... En plus, il est gourmand, facile, aux antipodes d'une cuisine compliquée, longue, fastidieuse et où l'on compterait les calories. Rien de tout cela ici : c'est simple, naturel, bon, et chacun mange selon son appétit et son humeur du jour.

Les seniors. C'est LE passeport alimentaire spécial longévité par excellence. Anti-maladies cardiaques et anticancer, il combat pied à pied les maladies modernes les plus agressives. Il réduit aussi la gravité d'éventuels épisodes de type accident cardiaque, ainsi que leur récidive. Naturellement goûteux, il sait séduire les palais devenus parfois capricieux ou paresseux. On peut manger un peu moins en quantité (petits appétits), tout en faisant le plein de nutriments, une prouesse permettant de garder des réserves en cas de coup dur. Il est le meilleur choix pour maintenir une activité mentale normale (mémoire, comportement...), ainsi qu'un bon transit intestinal, deux points délicats chez de nombreuses personnes âgées.

QUELLE DIFFÉRENCE AVEC CE QUE L'ON MANGE HABITUELLEMENT ?

C'est assez simple, si l'on compare les deux pyramides, elles sont quasiment inversées. Ce que l'on devrait manger en grande quantité est boudé, et vice versa. Cela donne à peu près ça.

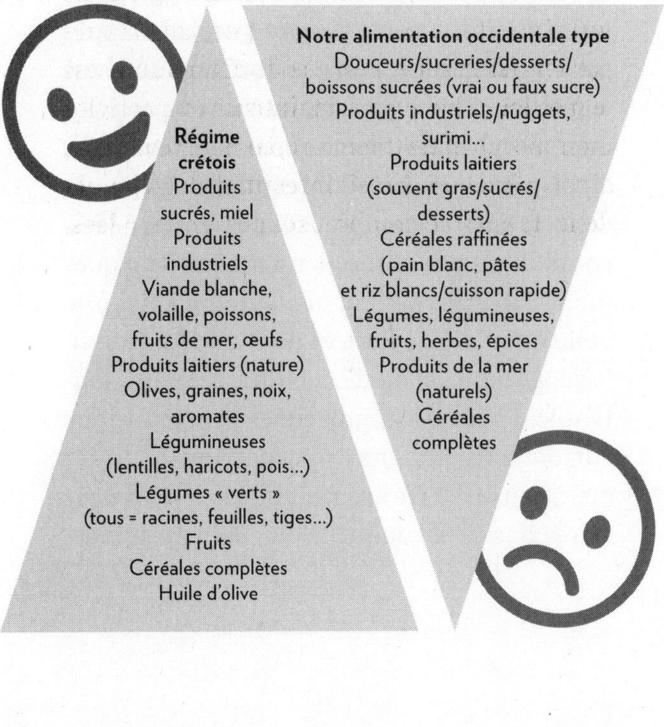

POURQUOI LA CRÈTE ET PAS UNE AUTRE ÎLE ?

La Crète est singulière. Déjà, géographiquement, c'est un carrefour entre l'Europe, l'Afrique et l'Asie. Terre de naissance de Zeus, elle est considérée comme le berceau de la civilisation européenne (minoenne). C'est la cinquième plus grande île de Méditerranée avec ses 260 km de long pour 12 à 60 km de large. Ensuite, cette île grecque, jadis appelée « île Candie », reste encore très sauvage aujourd'hui, avec une grande variété paysages dont des chaînes montagneuses tutoyant les 2 400 mètres d'altitude, des plaines, plages de sable et galets, sources, rivières, étangs, lacs, cours d'eau saisonniers, un maquis typiquement méditerranéen, accueillant ainsi une belle diversité de flore et de faune. Le terroir, la géographie, la météo – climat tempéré subtropical avec de nombreuses précipitations surtout en montagne – ont contribué à former peu à peu un territoire, puis un modèle alimentaire considéré comme le plus sain du monde.

QUELLES SONT LES DIFFÉRENCES AVEC D'AUTRES RÉGIMES « DU SUD », COMME LE MÉDITERRANÉEN OU LE PIOPPI ?

Tous ces régimes ont un socle commun : des aliments simples, naturels – pas ultra-transformés, pas « industriels », correctement cultivés ou élevés, avec le moins possible de polluants, perturbateurs endocriniens –, locaux, de saison, avec une grande proportion de végétaux. Mais chacun possède ses spécificités.

Ainsi, le Régime crétois est spécialement :

- *Riche en végétaux.* Les Crétois consomment moins de viande que dans le Régime méditerranéen classique, et beaucoup, beaucoup, beaucoup moins que dans un régime occidental type.
- *Riche en légumineuses*. Plus de légumes secs (lentilles, pois...) et moins de céréales que dans le Régime méditerranéen.
- *Riche en huile d'olive.* Nos amis crétois sont les hyper-champions, même si tout habitant méditerranéen en est pourtant déjà bien gourmand.
- *Riche en fruits.* Les Crétois en raffolent. Il faut dire qu'ils en font pousser tellement, et qu'ils sont si juteux et sucrés !

- *Riche en plantes sauvages,* comme l'ortie, l'amarante, le fameux dictamo et la non moins fameuse malotira (« qui extrait la maladie ») – voir « Épices et herbes », p. 101 – et tout un abécédaire d'herbes et autres aromates à la double compétence culinaire et médicinale pour un grand nombre d'entre elles. Un véritable herbier en cuisine ! Une particularité expliquant probablement en partie les résultats santé si marqués. Certaines plantes poussent dans les roches, les montagnes, sur les chemins, le sable, d'autres dans les oliveraies… Elles n'ont pas grand-chose en commun avec nos propres variétés cultivées, comparativement fades, frêles, fragiles et principalement destinées à « faire joli » dans l'assiette. En Crète traditionnelle, les plantes sauvages sont hyper-riches en nutriments, notamment en protéines, vitamines, minéraux, fibres, et sont consommées en grandes quantités : ce sont des aliments du quotidien, pas du tout des « à-côtés ». Vous reconnaîtrez une partie de ces merveilleuses plantes chez nous, dans des régions, massifs ou plateaux prolixes telles que le Gard, le Vercors, la Corse, le Sud en général.

QU'EST-CE QUI PROTÈGE LE MIEUX LE CŒUR ? LE RÉGIME CRÉTOIS OU LE MÉDITERRANÉEN ?

Le Crétois. À la fin des années 1950, l'étude dite des 7 pays, portant sur 11 000 hommes, mettait ce point en évidence. Non seulement il a été prouvé que le Régime méditerranéen était corrélé à moins de risques cardiaques dans une population, mais surtout, plus marquant encore, qu'il pouvait réduire le nombre de décès chez les patients ayant subi une crise cardiaque. Et, étape encore plus étonnante, parmi les pays méditerranéens déjà épargnés par ce fléau cardiaque, les Crétois remportaient haut la main la palme : 1. de la prévention cardiaque, 2. du plus petit nombre de décès en cas d'accident cardiovasculaire, 3. de cancer et 4. même carrément de décès tout court. Pour résumer, les Crétois vivent plus longtemps ET meurent moins que les autres habitants du pourtour méditerranéen, déjà plutôt protégés. De nombreuses études scientifiques l'ont démontré depuis, de nouveau. Voici les grandes lignes de ce que mangeaient les personnes entrées dans l'étude des 7 pays.

Quelques repères de quantités

ALIMENTS OU FAMILLES D'ALIMENTS	QUANTITÉ CONSOMMÉE ESTIMÉE (GROSSO MODO)
Aliments d'origine végétale/ animale	10 % des calories totales
Les graisses (huile d'olive pressée à froid)	30 % des calories totales
Les glucides	50 % des calories totales
Les protéines	10 % (en majorité végétales) des calories totales

Le Régime crétois est donc à prédominance glucidique, c'est-à-dire qu'il apporte de grandes quantités de « sucres lents » (glucides à index glycémique bas ou modéré), du simple fait qu'il est basé sur les végétaux. Un peu l'inverse du régime cétogène ou paléo.

POUR LES PROTÉINES, FAUT-IL MANGER PLUS DE CÉRÉALES ET LÉGUMINEUSES (DONC VÉGÉTALES) OU DE VIANDE ET DE POISSON (DONC ANIMALES) ?

C'est une vaste question, à laquelle les chercheurs n'ont toujours pas trouvé de consensus. Aujourd'hui, la majorité estime que l'alimentation devrait être à 80 % végétale, mais au risque de consommer alors beaucoup de glucides puisque les meilleures sources de protéines végétales sont aussi celles qui apportent le plus de glucides (céréales, légumineuses). Cependant, pas mal de voix s'élèvent pour rappeler que les protéines animales sont plus adaptées à nos besoins physiologiques, qu'elles n'apportent pas de glucides, donc ne perturbent pas la glycémie – avec les risques de surpoids, de diabète... bien connus. Et qu'elles sont accompagnées parfois de très bonnes graisses (les oméga 3 des produits de la mer ou des aliments type Bleu-Blanc-Cœur), parfois de moins bonnes (les acides gras saturés ou les oméga 6 des viandes grasses). Alors que faire ? Se souvenir de trois choses.

1. *Les extrêmes n'ont jamais raison.* Zéro légume ça ne va pas, probablement zéro viande/poisson/œuf non plus, même s'il est théoriquement possible de s'en passer.
2. *La qualité et la préparation des aliments comptent énormément.* Mieux vaut une viande de qualité que des céréales bourrées de pesticides. L'inverse est évidemment vrai aussi.
3. *Nous avons chacun un profil génétique personnel, donc ne « supportons » pas l'alimentation de la même façon.* Certains ont des gènes « très

anciens » (pour résumer très grossièrement) et sont plus adaptés à une alimentation de type « viande, peu de féculents », sinon ils grossissent vite et/ou souffrent de ballonnements et autres troubles digestifs dès lors qu'ils exagèrent un peu côté féculents. D'autres ont des gènes plus « modernes », et tolèrent une plus grande quantité de glucides dans leur alimentation quotidienne. Personne n'a raison ou tort, c'est comme ça. Donc à vous d'adapter votre Régime crétois (ou tout autre) en fonction de ce trait, que vous avez certainement remarqué chez vous.

LE RÉGIME CRÉTOIS PAS CHER, C'EST POSSIBLE ?

Évidemment. On veut tous ça. Et zéro déchet en prime, car pas question de gâcher. Surtout quand on a une famille à nourrir chaque jour ! Le Régime crétois est avant tout une manière de s'alimenter avec « ce que l'on a sous la main », c'est-à-dire la terre, le jardin, la mer, et ce que la nature a bien voulu nous offrir. C'est un style alimentaire modeste, généreux mais simple, correspondant à une vie « de fermier en plein air », comme on l'a entendu récemment dans la bouche d'un nutritionniste congressiste dévoué à la cause crétoise. Beaucoup plus dans l'esprit « soupe à l'ortie » (quel délice lorsqu'elle est bien préparée !) que « mets luxueux réservés à l'élite ». Et dans cette logique, bien sûr, on fait feu de tout bois : pas question de jeter ces fanes de radis ou ce petit bout de chou, ils trouveront forcément leur place dans une super-salade ou une soupe revigorante.

Les meilleures sources de protéines du Régime crétois

- Les œufs.
- Les poissons.
- Les coquillages, crustacés, mollusques, escargots.
- Les viandes maigres, volailles.
- Les yaourts, laits fermentés, fromages frais.
- Les céréales + légumineuses.
- Les noix, graines.

Les meilleures sources de glucides du Régime crétois

- Les légumes, les salades.
- Les fruits.
- Les céréales (riz, amarante, seigle, sarrasin...).
- Les légumineuses (lentilles, haricots, pois).
- Le pain (au levain et blé complet).
- Le miel.

Les meilleures sources de bonnes graisses du Régime crétois

- Les olives, l'huile d'olive.
- Les noix, l'huile de noix.
- Les pistaches, amandes.
- Les fromages.

JE VEUX MANGER VÉGÉTARIEN ET CRÉTOIS, C'EST POSSIBLE ?

Évidemment. Si vous craignez de manquer de protéines, n'oubliez pas les œufs, les fromages et yaourts (riches en protéines + vitamine B12). Ou encore les combinaisons céréales

+ légumineuses ou céréales + noix/graines (qui manquent toutefois de vitamine B12), comme : riz + lentilles, riz + haricots, blé + pois chiches, pain + pois (soupe par exemple), pâtes + pignons, pâtes + noix, riz + noix + graines de tournesol...

LES RECETTES CRÉTOISES À L'AIRFRYER C'EST POSSIBLE ?

Les machines permettant d'obtenir des plats en friture à air chaud sont spécialement indiquées justement pour des recettes intégrant pas mal de gras. Cela permet d'en mettre moins tout en obtenant une saveur et un croquant parfait. Et, au passage, de faire de belles économies d'énergie, puisque la cuisson est rapide. C'est donc utile aussi quand on a peu de temps, qu'on cherche à garder son poids de forme, mais qu'on ne veut pas faire l'impasse sur des plats favoris, comme des frites. Dans ce livre, nous vous proposons certaines recettes revisitées à l'airfryer.

COMMENT ASSOCIER AU MIEUX LES ALIMENTS POUR UN MAXIMUM DE PROTECTION ?

Certains nutriments s'accordent spécialement avec d'autres pour un effet synergique. Alors que d'autres duos ne s'aiment pas trop, ce qui annule leurs bienfaits. Dans nos recettes et menus, nous avons veillé à ce point.

7 duos crétois malins

- ***Super-anticancer : tomate + huile d'olive***
  - ➔ + 82 % de lycopène dans le plasma sanguin.
  - ➔ L'huile d'olive est le meilleur « support » pour le lycopène, le pigment rouge de la tomate, hyper-protecteur.
  - ➔ Le duo procure une super-protection prostate + poumons + foie + côlon.

- ***Super-protection peau : carotte + avocat***
  - ➔ Le second améliore l'absorption du bêta-carotène de la première (on l'absorbe 6 fois mieux) et de l'alphacarotène (4 fois mieux) + l'aide à se transformer en vitamine A active.

➔ Le duo renforce l'efficacité des composés provitamine A pour une super-protection peau + yeux + squelette.

- ***Super-allié cœur et cerveau : noix + fraises/framboises/cassis...***
  - ➔ La maxi-combinaison bons gras + flavonoïdes.
  - ➔ Une association de bienfaiteurs pour une super-protection anticholestérol + cardiaque + cerveau.

- ***Super-antifatigue : citron + épinard***
  - ➔ La vie en jaune et vert = vitamine C + fer.
  - ➔ La vitamine C du premier accroît l'absorption du fer du second, pour un résultat antianémie, antifatigue.

- ***Super-vinaigrette protectrice XXL : huile d'olive + salade verte/herbes***
  - ➔ Les bonnes graisses de l'huile d'olive renforcent l'assimilation des phytonutriments présents dans les feuilles vertes, soit de la salade (bien verte), soit des herbes aromatiques (basilic, sauge...), soit des deux.
  - ➔ En ajoutant une petite cuillère de pignons, on est au top.

- ***Super-métabolisme : chou + sardines***
  - Les super-phytonutriments des choux renforcent l'assimilation de la coenzyme Q10 des sardines. La CoQ10 est indispensable au bon fonctionnement de chacune de nos cellules (= tonus).
  - La CoQ10 est un antioxydant reconnu comme majeur pour la santé cardiaque, métabolique et... pour les gencives. Pensez à cette combinaison si vous souffrez de gingivite, douleurs musculaires (on donne du Q10 aux patients sous traitement à base de statines anticholestérol, réputées « donner mal aux muscles » chez certains).

- ***Super-musclor : bœuf + graines de sésame***
  - La viande, rouge ou blanche, est un must pour « faire du muscle » (pas de la gonflette, mais en simple maintenance et réparation). C'est déjà très bien, notamment pour les sportifs et pour les seniors.
  - En la mariant à des graines de sésame, par exemple dans la poêlée de légumes ou la sauce qui l'accompagne, on maximise l'assimilation de la carnitine, garantissant aux muscles toute l'énergie nécessaire pour donner leur meilleur.

8 ROUTINES CRÉTOISES POUR ENCORE + DE SANTÉ, BIEN-ÊTRE, LONGÉVITÉ

1. Petit déjeuner XXL. La meilleure répartition calorique semble être celle-ci : un petit déjeuner de roi, un déjeuner de prince, un dîner de pauvre. Toutes les études concluent qu'en consommant moins de calories en fin de journée, on maîtrise mieux son poids et son métabolisme.

2. Entre deux repas, ne rien grignoter. Le mieux est de jeûner, c'est-à-dire de ne rien manger ni boire, sauf de l'eau. Dans l'idéal, il faudrait respecter des espaces de 6 à 8 heures entre chaque repas.

3. Se dépenser. Toutes les raisons de bouger, même un peu, sont valables : danser, jardiner, déménager, ranger, nettoyer… Le corps est fait pour ça, c'est un gros stress pour lui de rester immobile.

4. Profiter de la lumière du jour, et du soleil. Ce point de repère régule notre horlogerie interne impliquée dans l'humeur, le sommeil, la silhouette, le métabolisme, l'immunité… Le soleil est la meilleure source de vitamine D, essentielle pour faire de vieux os, dans tous les sens du terme.

→

5. Marcher. S'il n'y a qu'un exercice physique dans votre vie, que ce soit lui. Le minimum : 1 à 2 heures par jour.
6. Dormir 7 à 8 heures par nuit, en se couchant avant minuit, et même avant 23 heures si on peut (on a le droit de lire !).
7. S'exprimer. Garder pour soi rancœur et anxiété est mauvais. Rappel : ce qui ne s'exprime pas s'imprime.
8. Rester en contact avec la nature. Forêt, plage, campagne... plus vous vous roulez dans l'herbe, agencez des bouquets, marchez les pieds dans la mer ou la rivière, mieux vous vous porterez.

RÉGIME CRÉTOIS VS RÉGIME MÉDITERRANÉEN

Le Régime méditerranéen est vaste, et donc, flou. En comparaison, c'est un peu comme si nous parlions de « Régime européen » : certes il y a des points communs, mais aussi de grandes divergences entre un repas français, allemand ou espagnol.

Voici les pays inclus dans cette « idée » de diète méditerranéenne.

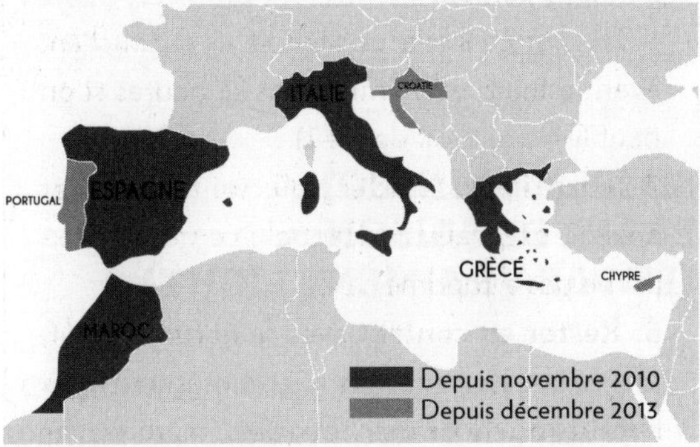

Le Régime crétois, lui, correspond à l'alimentation traditionnelle de la Crète. On n'y mange pas exactement comme en Grèce, tout comme chez nous, on mange différemment dans le Jura et en Corse.

Par exemple, les Crétois mangent beaucoup d'herbes aromatiques, de légumineuses, d'escargots – qu'ils ne préparent pas du tout comme nous – et vraiment très très peu de sucré. On est loin des baklavas.

Et puis, en Crète, on mange du riz pilaf, pas du risotto… lui, on le déguste en Italie : les deux sont bien des éléments précieux de cuisine méditerranéenne, mais le riz rond, blanc, dont l'index glycémique frise l'indécence (sous forme de risotto) n'a jamais mis les pieds en Crète !

SIMPLE, SAIN, BON, FRAIS, DE SAISON (ET PAS VRAIMENT LIGHT)

Imaginez. Vous êtes au marché pour rapporter de quoi déjeuner. Motivé pour manger « crétois », vous vous attardez chez le marchand de légumes, salades, herbes et fruits, pour lui acheter l'essentiel de votre repas. Vous choisissez ensuite un peu de fromage frais, ou affiné, et/ou de yaourt chez le fromager, peut-être de la tomme de brebis, on verra sur place. Puis un saut vers les olives et l'ail mariné à l'huile, à l'étal des condiments. Du pain frais chez le boulanger, au retour. Vous posez sur la table la bouteille d'huile d'olive, un bouquet de fleurs, une belle carafe en grès ou en verre, c'est tout, ne changez rien !

Enfin, ne changez rien, façon de parler. Car justement, aller au marché incite à manger différemment selon les saisons. C'est souhaitable pour cent raisons, dont celle-ci : une étude a démontré qu'en adaptant ses habitudes culinaires à ce que la nature nous offre mois après mois, on accroît de 30 % la diversité des microbes amis dans notre flore intestinale. Or, plus cette diversité est grande, mieux on se porte, et mieux on contrôle son poids. D'autant que les besoins du corps dépendent largement de la météo – température, ensoleillement, humidité... À la mauvaise saison, c'est bien de soutenir notre immunité tandis qu'en plein été, on veille surtout sur sa peau. Seuls les aliments de saison répondent au plus près de nos nécessités. On a donc vraiment tout à gagner à laisser tomber les tomates et les fraises en hiver !

Par exemple :

Printemps

Le menu digestion & minceur

- Agneau rôti aux herbes et flageolets
- Salade de fraises à la menthe et au citron

➔ Le plein de fibres et de protéines, pour bien digérer et nous « réparer » (maintenance quotidienne normale) de vitamine C et de polyphénols pour le tonus et la ligne, parfois un peu malmenés en hiver.

LE CONSEIL HYGIÈNE DE VIE EN +

Bien digérer et perdre du poids passe aussi par une activité physique quotidienne suffisante – marcher, emprunter les escaliers, pédaler, courir, nager, bricoler, jardiner. Bouger stimule la circulation du sang, masse les organes digestifs (le mouvement de la marche se charge des deux à merveille), fait travailler en douceur le cœur, les poumons. Exactement comme le font les Crétois.

Été

Le menu cœur et peau

- Salade de roquette et épinards aux graines croquantes (*Chortosalata kritiki*)
- Maquereau rôti aux herbes sauvages ou escargots au four
- Légumes d'été rôtis : courgettes, tomates, aubergines...
- Compotée fraîche de framboises et abricots
  - ➔ Le plein d'oméga 3 pour protéger son cœur sollicité par les fortes chaleurs (mais bonne nouvelle : saviez-vous que le soleil est plutôt antihypertenseur ?), de légumes très hydratants pour compenser les pertes hydriques dues à la transpiration, de

polyphénols protecteurs pour la peau et les yeux.

LE CONSEIL HYGIÈNE DE VIE EN +

Les escargots, sans beurre à l'ail, on est d'accord. Et n'oubliez pas que le cœur, tout comme la peau, est le reflet de notre vie quotidienne dans son ensemble, et non pas seulement nutritionnelle. Ainsi, un teint chiffonné ou une hypertension labile sont souvent causés ou aggravés par le stress, la pollution, le tabac, le manque de sommeil et d'oxygénation donc d'activité physique. L'inverse du style de vie crétois !

Automne

Le menu antifatigue physique, mentale et émotionnelle

- Soupe de lentilles corail à la crétoise
- Magret de canard rôti aux épices méditerranéennes
- Purée de potiron à l'huile d'olive
- Salade de pruneaux et raisins frais
  ➔ Le plein de fer pour le tonus, les muscles, le sommeil, le cerveau, et de phytonutriments antifatigue et reminéralisants.

LE CONSEIL HYGIÈNE DE VIE EN +

Les légumineuses et les noix favorisent la production d'acétylcholine, LE neurotransmetteur du nerf vague. Rappel : le nerf vague est le plus long des nerfs crâniens. Il va du cerveau au système digestif et relie ces deux « stars », tout en touchant au passage à la plupart de nos organes : gorge, cœur, poumon, tout dans le ventre, etc. D'où son nom, puisqu'il a un impact sur tout (la boule de stress dans la gorge c'est lui, le mal au ventre de peur c'est lui, les trous de mémoire liés au trac c'est lui, les ratés respiratoires quand on est angoissé c'est lui). Il apprécie aussi un bon sommeil ou une activité physique régulière suffisante – le jardinage ou marcher en plein air, surtout avec un peu de soleil. Ce menu est un cercle vertueux « tonus + joie de vivre », des petits kifs aux grands bonheurs ! Car l'optimisme, ça se mange en salade, et pas que (en noix, lentilles, œufs et compagnie, aussi).

Hiver

Le menu antimicrobes venus du froid

- Moules marinières à la crétoise
- Pommes de terre vapeur aux herbes fraîches
- Yaourt grec traditionnel
- Pommes cuites au miel et à la cannelle

➔ Le plein de fer, protéines, nutriments soufrés, probiotiques, composés antimicrobes et de vitamine C pour une immunité au top.

LE CONSEIL HYGIÈNE DE VIE EN +

L'immunité est vraiment la base pour rester en bonne santé. Et nous ne parlons pas, ici, d'une simple lutte contre les microbes. L'immunité, c'est aussi ce système ultra-sophistiqué qui lutte à chaque instant contre les allergies, les maladies auto-immunes, les cancers, l'inflammation chronique... Or, c'est prouvé : une alimentation de type crétois est la meilleure manière nutritionnelle de lui apporter toutes les armes dont il a besoin. Sans oublier la gestion des émotions, du mouvement (surtout au grand air, pour la vitamine D) et un sommeil suffisant, eux aussi des piliers pour notre immunité.

COMMENT A-T-ON DÉCOUVERT LE RÉGIME CRÉTOIS ?

Le Régime crétois n'est pas un régime « minceur » au sens habituel du terme, c'est-à-dire « léger ». Pourtant, dans les années 1960, la population crétoise ne souffrait pas de surpoids et présentait un taux remarquablement faible de maladies cardiaques. Ce paradoxe apparent, qui contredisait les principes diététiques de l'époque (gras = artères bouchées = crises cardiaques), a été mis en lumière de manière spectaculaire lors de la célèbre Étude des 7 pays, menée dans les années 1950 par le chercheur américain Ancel Keys.

L'objectif de l'étude, qui portait sur 12 000 personnes issues de 7 pays (États-Unis, Finlande, Pays Bas, Italie, Yougoslavie, Crète - Grèce - et Japon), était de prouver définitivement que le gras tue. Les résultats ont révélé tout le contraire. En Crète, où l'on consommait généreusement des graisses, les maladies cardiaques étaient bien plus rares que dans les autres pays, où l'on privilégiait les glucides et où la lutte contre les graisses était de rigueur.

Confronté à ces faits indéniables, Keys a dû réviser ses conclusions : les graisses, du moins les « bonnes » graisses, n'étaient pas les coupables tant redoutés

Et voici les résultats spectaculaires de ses recherches d'alors :

ESPÉRANCE DE VIE/MALADIES AUX USA/CRÈTE/JAPON DANS LES ANNÉES 1960			
	USA	CRÊTE	JAPON
Espérance de vie à l'âge de 45 ans	27	31	27
Accident/ maladie cardiaque (coronarienne)	189	33	34
Cancer	102	83	98

(*Source – Willet W. Science 1994* ; https://blooness.com/ancel-keys-etudes-des-7-pays/)

5 FAITS REMARQUABLES DANS LA CUISINE CRÉTOISE

Bien choisir ses aliments, c'est important. Mais un esprit plus global souffle sur la cuisine crétoise.

- *La fraîcheur*. Extrême. Pour tout. Bienvenue aux fruits, légumes et salades de pleine saison puisque extra-frais. Pêche, abricot, raisin, pastèque, melon... chaque bouchée explose en bouche et regorge de soleil, de saveurs, de vitamines, de minéraux. Il ne viendrait à l'idée de personne de consommer des fruits au sirop en bocal, des radis rabougris, des tomates sans goût. Pareil pour le poisson, les coquillages et crustacés (ces poulpes !), la viande. On en mange peu, mais de la super-qualité. Zéro produit ultra-transformé. Cette simple règle simplifie incroyablement les rapports avec la nourriture. Si ce n'est pas sur l'étal au marché, je n'en mange pas, je n'y pense pas, voilà.

- *La simplicité*. Pas de complications, de techniques sophistiquées, on n'est pas chez Escoffier ni Paul Bocuse. Et on a aussi autre chose à faire dans la vie que des espumas et des chichis, qui ne nourrissent pas mais font du « chic pour rien ». Ici, c'est le retour aux fondamentaux. On réunit des légumes dans un plat à four, une cocotte ou une poêle, on arrose d'huile d'olive, et c'est parti.
- *On ne se soucie pas de la teneur en gras des plats*. Lesquels, en conséquence, sont hyper-savoureux, gourmands et très satisfaisants : manger est goûteux, donne le sourire, cela devrait toujours être comme ça. Les calories n'intéressent ni n'effraient

personne puisque les aliments sont précisément là pour nourrir, rassasier, combler. Personne ne les soupçonne de trahison ni de « faire grossir ». En revanche, si le gras n'est pas un souci, le sucre est rare, les desserts peu nombreux, et pas consommés au quotidien. On se régale de grandes quantités de légumes, légumineuses, pommes de terre, mais d'assez peu de céréales, hormis le pain et quelques plats de pâtes. Résultat : une alimentation à IG (index glycémique) naturellement bas, sans y réfléchir. Donc, rien qui malmène la glycémie – glucose sanguin –, favorise la prise de poids ou le diabète.

- *Parmi les recettes hyper-courantes,* on a le choix entre des myriades de salades (*d'été,* façon concombre/tomate/oignon et poivron avec quelques cubes de feta, et *d'hiver,* façon chou et carotte), la moussaka (aubergines, pommes de terre, béchamel), la *fasolakia* (pommes de terre, courgettes, tomates, haricots verts et oignons cuits à l'huile), le *boureki* (plat au four rassemblant fromage de chèvre, pommes de terre et courgettes), mais aussi des quantités de légumes farcis (qui font tellement penser aux petits farcis niçois), de tartes et tourtes aux légumes (épinards, courgettes...), des légumes sauvages bouillis.

- *Coté viandes et poissons,* des poissons frits, des escargots frits à l'huile d'olive et au vinaigre (côté calories, pas mieux que les nôtres au beurre à l'ail, mais ce ne sont pas les mêmes graisses), des potées mijotées de poulet à l'huile d'olive et au vin rouge, en petite quantité, et pas chaque jour. Le pain reste une star, une base, à manger « comme ça » ou à utiliser comme appât à huile au fond de l'assiette.

QUALITÉ AUTANT QUE QUANTITÉ

À la base, le Régime crétois traditionnel est celui de personnes de peu de moyens, vivant de façon simple et naturelle, en territoire agricole. Le socle de l'alimentation est donc fortement végétal, sur fond de partage et de convivialité, « à la méditerranéenne », et de rythmes en harmonie avec le soleil. Les assiettes sont très généreuses en légumes, fruits, légumineuses, herbes, un peu plus parcimonieuses en fromages et produits de la mer, et avares en viandes. On a compris le principe. Mais tout cela n'a aucun sens si l'on n'aborde pas la notion de qualité. Rien de commun entre un poisson fraîchement pêché du matin ou son cousin sous vide, en promotion car à la veille de la date limite de consommation, au réfrigérateur du supermarché. Rien à voir entre un citron cueilli hier, et une petite bouteille en plastique de jus de citron pasteurisé depuis des semaines... Pourtant, de loin, ils s'appellent pareil. Alors qu'entend-on par « un produit de qualité » ? Oubliez les définitions légales, les blablas autour de la sécurité alimentaire, des risques bactériens et autres normes qui nous compliquent la vie. Vous le savez d'instinct : un aliment de qualité est *savoureux* et répond à nos *besoins physiologiques*. Or, avec les produits industriels, « stabilisé » avec une ribambelle d'additifs entre colorants et conservateurs, on est souvent loin de ces deux objectifs pourtant simples.

Il est frais mon poisson, mon melon, mon champignon !

Quel que soit votre lieu de ravitaillement, c'est la fraîcheur absolue évoquée p. 55 qui préside dans le Régime crétois. Alors, que vous fassiez vos courses au marché, chez le primeur, le boucher, le poissonnier, etc. ou en grandes surfaces – certaines sont heureusement parfaitement honorables –, restez attentif. Certains supermarchés, surtout hypermarchés, proposent de grandes quantités de produits, ce qui s'accorde souvent mal avec « produits locaux », « poussés en pleine terre » et « mûrs à point ». Cependant, on n'a pas toujours le choix de son circuit de distribution, et en plus, toutes n'ont pas le même type de fonctionnement, le même chef de rayon, etc. Toutes les enseignes ne se valent pas, même au niveau de chaque magasin d'une même enseigne, il peut y avoir de grandes disparités. Certains magasins proposent des fruits et légumes vraiment déprimants : tomates ternes, impeccablement rondes donc sorties tout droit de serres bien proprettes mais n'ayant jamais vu une coccinelle de leur vie, fenouils fripés et piquants à souhait, pêches sans saveur... D'autres offrent un bel étal, des végétaux produits dans la région, etc. À vous de comparer, lire les étiquettes de provenance, etc. En ville, il y a tellement de possibilités aujourd'hui, comme de s'abonner à des paniers remplis de légumes venant directement du maraîcher par exemple.

QUEL EST L'ALIMENT MAGIQUE DU RÉGIME CRÉTOIS ?

Au risque de vous décevoir, il n'y en a pas : c'est l'ensemble des aliments et du style de vie qui en font un régime magique, pour le coup. Donc l'huile d'olive ne fait pas tout, et encore moins un composé extrait d'un aliment, comme le resvératrol en gélules. C'est une fausse piste !

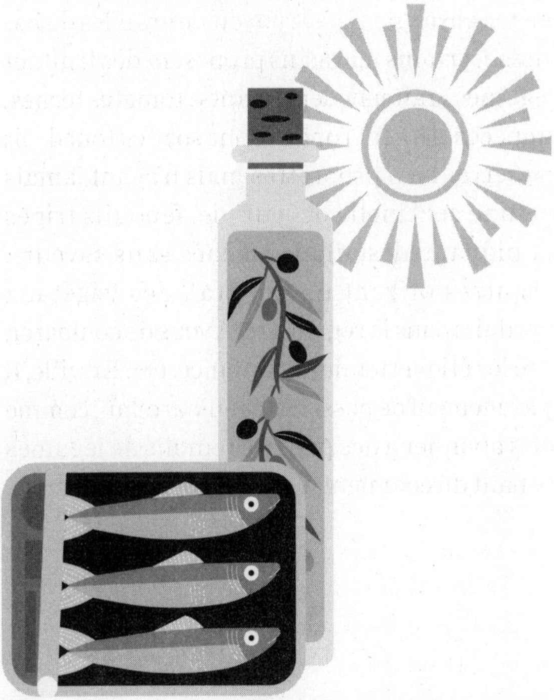

Chapitre 2

Abécédaire des 72 meilleurs aliments du Régime crétois + 66 recettes

Chacun de ces aliments abrite une véritable mini-pharmacie. Découvrez leurs principales vertus et les meilleures recettes crétoises pour en profiter !

ABRICOT

- Carotènes : anticataracte, anticancer (prévention – larynx, œsophage, poumons).
- Protège le cœur. Fait baisser la pression artérielle. Fluidifiant sanguin.

- Facilite le transit intestinal.
- Anti-inflammatoire

LA RECETTE

Abricots rôtis au fromage

INGRÉDIENTS : 8 abricots mûrs mais fermes, 100 g de fromage feta ou fromage crétois (myzithra ou graviera), 2 c. à s. de miel de thym, 1 c. à s. de noix hachées, 2 c. à s. d'huile d'olive extra-vierge, quelques feuilles de thym frais ou d'origan, sel et poivre.

1. Préchauffez le four à 180 °C (th. 6). Lavez les abricots, coupez-les en deux et retirez les noyaux. Disposez-les dans un plat à four, côté coupé vers le haut.
2. Ajoutez un petit morceau de feta ou de fromage crétois au centre de chaque moitié d'abricot. Arrosez d'huile d'olive. Salez, poivrez et parsemez de feuilles de thym ou d'origan. Versez le miel en filet.
3. Enfournez pour 10 à 15 minutes de cuisson, jusqu'à ce que les abricots soient tendres et que le fromage commence à dorer légèrement.
4. À la sortie du four, parsemez de noix hachées pour un peu de croquant. Servez tiède, en entrée ou en dessert.

LE CONSEIL CRÉTOIS

Servez les abricots rôtis avec une petite salade de roquette ou de jeunes pousses pour une entrée plus légère. Pour un dessert, vous pouvez accompagner les abricots de yaourt grec nature ou d'une boule de sorbet.

VARIANTE AIRFRYER

Lavez les abricots, coupez-les en deux et retirez les noyaux. Déposez un petit morceau de fromage au centre de chaque moitié d'abricot. Arrosez d'huile d'olive. Salez, poivrez et parsemez de feuilles de thym ou d'origan. Préchauffez l'airfryer quelques minutes à 180 °C. Placez les abricots dans le panier et faites cuire 8 à 10 minutes. Les abricots doivent être tendres et le fromage légèrement doré. Sortez les abricots de l'airfryer et arrosez-les immédiatement d'un filet de miel. Parsemez de noix hachées et servez tiède en entrée ou en dessert.

AIL

- Tueur de bactéries.
- Anticancer (estomac, côlon).
- Antiseptique, antifongique, antiviral, anti-inflammatoire.
- Antidiabète.
- Anti-hypertension artérielle. Prévention cardiaque (infarctus, AVC, athérosclérose – agrégation plaquettaire...). Fluidifiant sanguin, anticholestérol.
- Stimule l'immunité.
- Protège le cœur et le cerveau.
- Soutient les bronches et l'appareil respiratoire.

AMANDE

- Anticholestérol : fibres, phytostérols...
- Prévention anticancer, notamment poumon, prostate
- L'un des aliments les plus denses : très riche en fibres, minéraux, bons gras et nutriments protecteurs. L'inverse des « calories vides » détestées des nutritionnistes. Anti-inflammatoire.
- Rassasiante, calme l'appétit, antifringales. Aide à contrôler le glucose (glycémie plus stable).
- Source de calcium, magnésium, vitamine E, protéines, antioxydants.

ARTICHAUT

- Anti-inflammatoire et reminéralisant – fer, cuivre, zinc, calcium, magnésium, vitamine B9, pour un bon fonctionnement nerveux, musculaire et osseux.
- Son cœur est hyper-riche en polyphénols, antioxydants.
- Protège le foie et baisse le cholestérol grâce à un tanin, la cynarine.
- Son inuline aide à stabiliser le glucose. Il est conseillé en cas de diabète et d'hypoglycémie.
- L'inuline (bis) encourage les bonnes bactéries intestinales et lutte contre les mauvaises.
- Facilite l'élimination urinaire.
- Remarquable légume digestif. Sa cynarine favorise la sécrétion et l'évacuation de la bile.
- Prévention anticancer

LA RECETTE

Escargots aux artichauts et aux fèves

INGRÉDIENTS : 200 g d'escargots en bocaux, 8 artichauts poivrades, 200 g de fèves, 200 g d'aneth frais, 3 oignons, 10 cl d'huile d'olive, sel et poivre.

1. Coupez les extrémités des feuilles des artichauts et ôtez les feuilles extérieures dures. Coupez les pointes épineuses des feuilles restantes et retirez le foin central si nécessaire. Détaillez les artichauts en quartiers

et plongez-les dans de l'eau citronnée pour éviter qu'ils ne noircissent.

2. Égouttez les escargots, rincez-les brièvement et égouttez-les à nouveau.
3. Chauffez l'huile d'olive dans une grande casserole. Ajoutez les oignons hachés et faites-les revenir doucement jusqu'à ce qu'ils soient translucides et légèrement dorés, environ 5 minutes.
4. Incorporez les quartiers d'artichauts et les fèves dans la casserole avec les oignons. Faites-les revenir quelques minutes. Ajoutez les escargots, puis mélangez délicatement. Salez et poivrez. Versez 1 tasse d'eau, couvrez et laissez mijoter à feu doux pendant 30 minutes, ou jusqu'à ce que les artichauts et les fèves soient tendres. En fin de cuisson, ajoutez l'aneth frais ciselé et poursuivez la cuisson 5 minutes.

LE CONSEIL CRÉTOIS

Vous pouvez ajouter un peu de jus de citron frais juste avant de servir, ce qui relèvera les arômes de l'aneth et des artichauts.

VARIANTE AIRFRYER

Étape 3 : Préchauffez l'airfryer quelques minutes à 160 °C. Dans un petit bol, mélangez les oignons hachés avec 1 c. à s. d'huile d'olive et déposez-les dans le panier de l'airfryer. Faites cuire 5 minutes.

Étape 4 : Incorporez les quartiers d'artichauts avec 1 c. à s. d'huile d'olive, et faites-les cuire environ 10 minutes, en mélangeant à mi-cuisson. Ajoutez les fèves et les escargots. Salez, poivrez, puis versez 1 tasse d'eau (environ 25 cl) pour humidifier la préparation. Prolongez la cuisson 10 à 12 minutes. En fin de cuisson, ajoutez l'aneth frais ciselé et poursuivez la cuisson 2 à 3 minutes.

ASPERGE

- La verte est plus riche en vitamines et minéraux que la blanche.
- Elle soulage les brûlures d'estomac les indigestions, les nausées.
- Riche en composés diurétiques et bons pour les vaisseaux sanguins.
- Très recommandée en cas de rétention d'eau, cellulite, hypertension, syndrome prémenstruel.

- À la fois peu calorique et bourrée de nutriments protecteurs, conseillée en cas de fatigue, convalescence.
- Anti-inflammatoire

LA RECETTE

Asperges sautées

INGRÉDIENTS : 500 g d'asperges vertes fraîches, 3 c. à s. d'huile d'olive extra-vierge, 2 gousses d'ail finement hachées, le jus de 1 citron, 1 c. à c. d'origan séché (ou du thym frais), 1 c. à c. de menthe séchée ou quelques feuilles fraîches hachées, un peu de fromage râpé (feta ou graviera crétois), sel et poivre.

1. Lavez les asperges et coupez la partie dure et fibreuse à la base.
2. Chauffez l'huile dans une grande poêle et faites-y sauter les asperges 4 à 6 minutes, en remuant régulièrement. Elles doivent être tendres mais encore croquantes. Ajoutez l'ail haché et poursuivez la cuisson 1 minute, juste assez pour que l'ail libère son parfum sans brûler.
3. Ajoutez le jus de citron, l'origan, la menthe, le sel et le poivre. Remuez bien pour enrober les asperges de ces saveurs.
4. Servez chaud, parsemé de fromage râpé.

LE CONSEIL CRÉTOIS

Pour garantir une cuisson homogène des asperges, blanchissez-les brièvement avant de les sauter. Plongez-les dans une casserole d'eau bouillante salée pendant 2 à 3 minutes, puis transférez-les immédiatement dans un bol d'eau glacée pour stopper la cuisson. Cela permet de conserver leur belle couleur verte tout en les rendant plus tendres à l'intérieur. Égouttez-les bien avant de les sauter à l'huile d'olive.

VARIANTE AIRFRYER

Étape 2 : Préchauffez l'airfryer à 180 °C. Mélangez les asperges avec 2 c. à s. d'huile d'olive, du sel, du poivre, et une partie de l'origan et de la menthe. Déposez les asperges dans le panier de l'airfryer en veillant à ce qu'elles ne se chevauchent pas trop. Faites-les cuire 8 à 10 minutes, en secouant le panier à mi-cuisson pour qu'elles dorent uniformément. Ajoutez l'ail haché dans le panier à mi-cuisson pour qu'il libère ses arômes sans brûler. Une fois les asperges cuites et légèrement dorées, transférez-les dans un plat de service.

AUBERGINE

- Prévention anticancer, notamment digestif.
- Super-antioxydante et anti-inflammatoire. Ses polyphénols sont bons pour les vaisseaux sanguins, donc pour la fonction vasculaire (circulation du sang). Une bonne alliée pour limiter les dégâts du stress oxydatif chez les personnes atteintes de diabète de type 2, maladies auto-immunes, maladies chroniques...
- Calme l'appétit.
- Anticonstipation, bonne pour les intestins.
- Spéciale longévité, bonne pour l'immunité.
- Protège le cœur et le cerveau.

LA RECETTE

Aubergines farcies (Papoutsakia)

INGRÉDIENTS : 4 aubergines moyennes, 200 g de viande d'agneau hachée, 1 oignon, 2 gousses d'ail, 2 tomates ou 1 boîte de tomates concassées (400 g), 100 g de feta ou de fromage crétois (myzithra ou graviera), 2 c. à s. d'huile d'olive, 1 c. à c. d'origan séché, 1 c. à c. de paprika, 1 c. à s. de pignons, quelques feuilles de basilic ou de persil frais, sel et poivre.

1. Préchauffez le four à 180 °C (th. 6). Lavez les aubergines et coupez-les en deux dans la longueur. Évidez-les délicatement avec une cuillère, en laissant environ 1 cm de chair autour pour former des coques. Réservez la chair. Déposez les coques sur la plaque du

four, badigeonnez-les d'huile d'olive, salez et poivrez. Faites-les précuire au four pendant environ 15 minutes.

2. Pendant ce temps, pelez et émincez l'oignon et l'ail. Chauffez 2 c. à s. d'huile d'olive dans une grande poêle à feu moyen. Faites revenir l'oignon jusqu'à ce qu'il soit translucide. Ajoutez l'ail et faites revenir pendant 1 minute. Incorporez la viande hachée (ou les légumes pour une version végétarienne) et laissez cuire jusqu'à ce qu'elle soit bien dorée.
3. Ajoutez la chair d'aubergine coupée en petits morceaux, les tomates concassées, l'origan, le paprika, le sel et le poivre. Laissez mijoter 10 minutes.
4. Faites griller légèrement les pignons dans une poêle sèche 2 à 3 minutes en remuant puis ajoutez-les à la farce.
5. Sortez les coques d'aubergines du four et remplissez-les avec la farce préparée. Émiettez le fromage sur le dessus. Enfournez à nouveau pour 15 à 20 minutes de cuisson, jusqu'à ce que le fromage soit fondu et légèrement doré. Garnissez de feuilles de basilic ou de persil frais avant de servir.

AVOCAT

- Phytostérols anticholestérol : 80 mg/100 grammes, c'est le champion !
- Soutient l'immunité. Protège les gencives.
- Aide à contrôler la glycémie. Bon pour les diabétiques et les personnes à risque cardiaque.
- Plein de composés anticancer.
- Caroténoïdes (= provitamine A) + lutéine + glutathion : un super-trio antioxydant.
- Protecteur des yeux (lutéine, zéaxanthine).

LA RECETTE

Mousse d'avocat au miel

INGRÉDIENTS : 2 avocats mûrs, 3 c. à s. de miel de thym, 1 c. à s. de jus de citron, quelques feuilles de menthe ou de basilic pour la garniture.

1. Coupez les avocats en deux, retirez les noyaux, et récupérez la chair à l'aide d'une cuillère. Versez-la dans le bol d'un robot avec le miel, le jus de citron. Mixez jusqu'à obtenir une texture lisse et crémeuse.
2. Répartissez la mousse dans des verrines ou des petits ramequins. Réfrigérez au moins 30 minutes.
3. Garnissez chaque verrine de quelques feuilles de menthe ou de basilic et servez bien frais.

LE CONSEIL CRÉTOIS

Vous pouvez incorporer des fruits frais comme des baies et parsemer de noix hachées.

BETTERAVE

- Ultra-antioxydante.
- Superaliment du sportif, améliore les performances et diminue la fatigue.
- Bonne source de prébiotiques, superfibres amies de l'intestin.
- Une mine de composants qui participent à la prévention anticancer (peau, foie, poumon) et oculaire.
- Potassium, magnésium, cuivre, manganèse, fer : légume-racine reminéralisant exemplaire.
- Sa vitamine K est brûle-graisses, os solides.
- Diurétique grâce à ses 300 mg de potassium aux 100 grammes.
- Sa vitamine B9 protège le cœur et prévient les malformations du fœtus (futures mamans).

BLÉ COMPLET

- Anticholestérol, antitriglycérides.
- Phytostérols anticholestérol, exclusivement dans les pâtes complètes.
- Prébiotiques, amis de l'intestin.
- Anticancer (prévention – côlon).
- Calme l'appétit et empêche les fringales grâce à son association protéines + fibres.
- Lutéine : antioxydant bon pour les yeux, dans le blé dur (= les pâtes). Surtout dans les pâtes aux œufs, car ces derniers contiennent aussi de la lutéine.
- Attention à son gluten et à ses Fodmaps*, qui peuvent faire ballonner ou donner d'autres troubles digestifs en cas d'abus – si tendance aux gaz, évitez de cumuler pain + pâtes + tarte... au même repas.
- Attention aussi à l'excès de féculents si vous manquez d'amylase, une enzyme salivaire indispensable pour digérer les « sucres lents » (riz, pomme de terre, et donc aliments à base de blé : pain, pâtes...). Il se trouve qu'il y a justement de l'amylase dans le blé complet, bonne nouvelle ! Ce n'est pas une raison pour en abuser.

---

* Pour en savoir plus sur les Fodmaps, lire *Plus jamais mal au ventre avec le régime Fodmaps*, Dr Pierre Nys, éditions Leduc.

LA RECETTE

Gratin de blé complet aux légumes

INGRÉDIENTS : 200 g de blé complet (boulgour ou épeautre), 1 courgette, 1 poivron rouge, 1 aubergine, 1 oignon, 2 gousses d'ail, 150 g de feta ou de fromage crétois (myzithra ou graviera), 3 c. à s. d'huile d'olive, 1 c. à c. d'origan séché, 1 c. à c. de thym séché, 50 g de pignons, sel et poivre.

1. Faites cuire le blé complet selon les instructions du paquet. Égouttez-le et réservez.
2. Préchauffez le four à 180 °C (th. 6). Lavez et coupez la courgette, le poivron épépiné et l'aubergine en dés. Émincez l'oignon et l'ail.
3. Chauffez 2 c. à s. d'huile d'olive dans une grande poêle à feu moyen et faites-y revenir l'oignon et l'ail jusqu'à ce qu'ils soient translucides. Ajoutez les légumes coupés et faites-les sauter 10 minutes, jusqu'à ce qu'ils soient tendres. Incorporez l'origan et le thym. Salez et poivrez.
4. Dans un saladier, mélangez le blé cuit et les légumes sautés. Versez dans un plat à gratin légèrement huilé. Parsemez de feta ou de fromage crétois et de pignons.
5. Enfournez pour 20 à 25 minutes de cuisson, jusqu'à ce que le fromage soit fondu et légèrement doré.

LE CONSEIL CRÉTOIS

Vous pouvez ajouter des herbes fraîches comme du basilic ou du persil haché juste avant de servir. Égouttez bien les légumes après cuisson pour éviter que le gratin ne devienne trop liquide.

CÂPRE

- Renforce les vaisseaux sanguins et soutient la circulation sanguine.
- Ouvre l'appétit, aide à digérer.
- Aromatise un plat, comme une épice ou une herbe, limite ainsi les sauces.
- Attention : trop salée en cas de régime sans sel. Et trop piquante en cas de brûlures d'estomac.

LA RECETTE

Filets de poisson aux câpres et olives

INGRÉDIENTS : 4 filets de poisson blanc (daurade, colin, sole…), 2 c. à s. de câpres, 100 g d'olives noires dénoyautées, 2 tomates, 1 oignon, 3 gousses d'ail, 4 c. à s. d'huile d'olive, 1 c. à c. d'origan séché, 1 c. à c. de thym séché, 1 citron, sel et poivre.

1. Préchauffez le four à 180 °C (th. 6). Lavez et coupez les tomates en dés. Pelez et émincez l'oignon et l'ail. Faites revenir les oignons avec 2 c. à s. d'huile d'olive dans une poêle. Ajoutez l'ail et poursuivez la cuisson 1 minute.

2. Incorporez les tomates en dés, les câpres égouttées, les olives noires, l'origan, le thym, le sel et le poivre. Laissez mijoter environ 5 minutes.
3. Assaisonnez les filets de poisson avec du sel et du poivre des deux côtés. Déposez-les sur la sauce dans la poêle. Arrosez-les avec le reste de l'huile d'olive et le jus de citron.
4. Enfournez la poêle et faites cuire 15 à 20 minutes, jusqu'à ce que le poisson soit bien cuit et se défasse facilement à la fourchette.

LE CONSEIL CRÉTOIS

Servez chaud, avec des légumes grillés ou des pommes de terre pour compléter le repas. Rincez les câpres avant de les utiliser pour éliminer l'excès de sel.

CARDON, BETTE

- Le cardon et la bette (ou blette) sont très proches, riches en vitamines A, C, calcium, fer.
- Aident à contrôler le glucose, et donc la glycémie : recommandés aux diabétiques, prédiabétiques, ainsi qu'aux victimes de fringales.

- Leurs flavonoïdes pourraient bloquer la prolifération de certaines cellules cancéreuses (sein).
- Légumes reminéralisants car spécialement riches en minéraux.

LA RECETTE

Sauté de cardons et bettes

INGRÉDIENTS : 200 g de cardons, 200 g de bettes, 3 c. à s. d'huile d'olive, 3 gousses d'ail, le jus de 1 citron, 1 c. à c. de cumin moulu, sel et poivre.

1. Ôtez les fils durs des cardons en les épluchant, puis coupez-les en morceaux. Faites-les cuire dans de l'eau bouillante salée pendant 10 à 15 minutes, jusqu'à ce qu'ils soient tendres. Égouttez-les.
2. Pendant ce temps, blanchissez rapidement les bettes dans de l'eau bouillante pendant 5 minutes, puis égouttez-les et réservez.
3. Chauffez l'huile d'olive dans une grande poêle à feu moyen. Ajoutez l'ail haché et faites-le revenir jusqu'à ce qu'il soit légèrement doré. Incorporez les cardons et les bettes dans la poêle, ajoutez le cumin, salez et poivrez. Faites-les sauter ensemble 5 à 7 minutes, en remuant régulièrement. Arrosez du jus de citron avant de retirer du feu.

LE CONSEIL CRÉTOIS

Pour adoucir le goût légèrement amer des cardons, vous pouvez les blanchir dans de l'eau avec un peu de jus de citron ou de vinaigre avant la cuisson. Cela aidera à conserver leur couleur et à leur donner une texture plus tendre sans amertume.

VARIANTE AIRFRYER

Étape 3 : dans un bol, mélangez les cardons et les blettes avec l'huile d'olive, l'ail haché, le cumin, le sel et le poivre. Préchauffez l'airfryer quelques minutes à 180 °C. Disposez les légumes dans le panier en une couche uniforme. Faites cuire pendant 10 à 12 minutes, en secouant le panier à mi-cuisson.

CAROTTE

- Antimicrobes, antifongique, anti-inflammatoire
- Plus la carotte est grosse et de couleur « soutenue », plus elle contient de carotènes. Et si vous la faites cuire avec un peu d'huile d'olive, vous profiterez encore mieux de ses carotènes.

- Une mine de super-protecteurs oculaires anti-cataracte et dégénérescence maculaire. Avec un peu de cuisson et d'huile d'olive pour profiter au maximum des antioxydants.
- Favorise la digestion, le transit intestinal, soutient le foie.
- Excellente pour les dents et les gencives (crue, à croquer).
- Fibres et falcarinol, deux nutriments préventifs anticancer.
- Donne bonne mine.
- Fait baisser la tension et le cholestérol, l'athérosclérose, le risque d'AVC (« attaque cérébrale »).
- Aide à contrôler la glycémie et l'appétit. Surtout si consommée crue, à la croque.
- En jus, la carotte donne le meilleur pour la peau – souplesse, hydratation, teint, prévention des ridules et rides, aide à la pousse des cheveux... On profite au mieux de sa vitamine C, qui disparaît à la cuisson.

LA RECETTE

Jus de carotte et fenouil citronné

INGRÉDIENTS : 2 bulbes de fenouil, 4 carottes, 1 citron bio, quelques feuilles de menthe, 50 cl d'eau pétillante, quelques glaçons.

1. Coupez les fenouils en 4. Ôtez les extrémités des carottes. Pelez le citron.

2. Passez tous les ingrédients à l'extracteur. Versez dans une grande carafe.
3. Ajoutez l'eau pétillante et quelques glaçons au mélange et remuez.

LE CONSEIL CRÉTOIS

Le jus est meilleur frais mais vous pouvez le conserver 1 à 2 jours au réfrigérateur.
Si vous n'avez pas d'extracteur, vous pouvez utiliser un blender. Mixez les morceaux de carottes avec un peu d'eau jusqu'à obtenir une purée lisse, puis filtrez le mélange à l'aide d'un tamis ou d'une étamine pour extraire le jus.

CÉLERI

- Ses fibres sont très bonnes pour le tube digestif et le microbiote intestinal. C'est un bon anticonstipation.
- Draineur et diurétique naturel, aide à éliminer et à faire fonctionner les reins.
- Ses vitamines B6 et C favorisent la production de noradrénaline, à la fois antistress et qui limite le stockage des graisses.
- La cuisson ne modifie pas ses propriétés.

- Son phtalide détend les muscles des artères impliqués dans la pression sanguine. En plus, il abaisse les taux de cholamine, une hormone du stress. Bien pour réduire la tension.
- Son apigénine, polyphénol anti-inflammatoire, s'attaque aux cellules cancéreuses. À croquer avec les feuilles, car elles aussi renferment des polyacétylène, également anticancer (notamment prostate, sein, et sûrement d'autres), comme la carotte et le panais.
- Accroît la sécrétion d'acide biliaire, donc aide à contrôler le cholestérol.
- Bon pour la santé osseuse.

LA RECETTE

Salade de céleri

INGRÉDIENTS : 4 branches de céleri avec feuilles, 1 pomme verte, 2 c. à s. d'huile d'olive, le jus de 1 citron, 1 gousse d'ail, 1 c. à c. d'origan séché, 1 c. à s. de menthe fraîche, sel et poivre.

1. Lavez et coupez les branches de céleri en fines tranches et hachez les feuilles.
2. Dans un saladier, mélangez le céleri, la pomme détaillée en petits cubes ; l'ail haché et la menthe ciselée.
3. Arrosez avec l'huile d'olive et le jus de citron. Ajoutez l'origan, le sel, et le poivre, puis mélangez bien.

LE CONSEIL CRÉTOIS

Pour adoucir le goût du céleri tout en conservant son croquant, vous pouvez le tremper dans de l'eau froide pendant 10 à 15 minutes avant de l'ajouter à la salade. Cela permet de réduire son goût légèrement amer et de le rendre encore plus rafraîchissant.

CÉRÉALES (PÂTES, SEMOULE...)

- Nature, en pain, en farine... préférez toujours les céréales complètes. Au cœur du grain, germe très riche en vitamines A, B et E. Autour, l'assise protéique, mince pellicule où se concentrent les minéraux et autres vitamines. Dans nos recettes, la farine de blé est complète.
- Associez céréales + légumineuses pour obtenir des protéines complètes et le maximum de fibres. Cette combinaison est la base de l'alimentation végétarienne équilibrée.
- Participent à la prévention des maladies cardiaques, de l'excès de glucose, calment l'appétit, procurent une énergie longue durée et aident à réguler le taux d'œstrogènes.
- Riche en minéraux, oligoéléments, fibres et en glucides à IG bas ou modéré pour la santé, le transit intestinal, la chasse aux kilos.

LA RECETTE

Salade d'orge et de pois chiches

INGRÉDIENTS : 200 g d'orge perlé, 200 g de pois chiches en conserve, 1 concombre, 1 tomate, 1 oignon rouge, 1 poignée d'épinards frais, 50 g de feta émiettée, 4 c. à s. d'huile d'olive, le jus de 1 citron, 1 c. à c. d'origan séché, persil frais, sel et poivre.

1. Faites cuire l'orge perlé dans une grande casserole d'eau bouillante salée pendant environ 20 à 25 minutes, jusqu'à ce qu'il soit tendre mais encore ferme. Égouttez et laissez refroidir.
2. Égouttez les pois chiches, rincez-les à l'eau froide et égouttez à nouveau. Coupez le concombre, la tomate et l'oignon rouge en dés.
3. Dans un grand saladier, mélangez l'orge, les pois chiches, le concombre, la tomate, l'oignon et les feuilles d'épinards.
4. Dans un petit bol, fouettez l'huile d'olive, le jus de citron, l'origan, le sel et le poivre. Versez sur la salade et mélangez délicatement. Parsemez de persil ciselé et de feta émiettée.

LE CONSEIL CRÉTOIS

Pour abaisser encore l'index glycémique (IG) de cette salade, servez-la avec une source de bonnes graisses, comme des avocats ou un filet supplémentaire d'huile d'olive.

CERISE

- Amie du cerveau, protectrice des neurones.
- Super-anti-inflammatoire.
- Antioxydants anticancer (prévention – foie, côlon, œsophage, poumon) et maladies dégénératives.
- Bonne pour le foie.
- Anti-crise de goutte (s'oppose à l'acide urique), anti-arthrite.
- Renforce les petits vaisseaux sanguins (mains, pieds, yeux).
- Stimule l'élimination urinaire et le transit intestinal.
- Antidiabète.
- Sa mélatonine aide à retrouver un rythme normal de sommeil en cas de décalage horaire (voyage, travail de nuit...).
- Mine de composés anticancer
- Acide glucarique, qui s'oppose aux imposteurs hormonaux (= perturbateurs endocriniens), de l'infertilité aux cancers hormonodépendants.

LA RECETTE

Salade cerises-feta

INGRÉDIENTS : 200 g de cerises, 100 g de feta émiettée, 1 poignée de roquette ou de jeunes pousses d'épinards, 2 c. à s. d'huile d'olive, 1 c. à s. de vinaigre, quelques feuilles de basilic, quelques noix ou amandes concassées, sel et poivre.

1. Dénoyautez les cerises et coupez-les en deux. Disposez les feuilles de roquette ou d'épinards dans un grand saladier. Ajoutez les cerises et la feta émiettée.
2. Dans un bol, mélangez l'huile d'olive, le vinaigre du sel et du poivre. Versez cette vinaigrette sur la salade et mélangez délicatement.
3. Parsemez le basilic ciselé et les noix ou amandes concassées.

LE CONSEIL CRÉTOIS

Pour un goût plus prononcé, faites légèrement griller à la poêle les noix ou les amandes avant de les ajouter à la salade. Cela rehausse leur saveur et ajoute un croquant agréable.
Vous pouvez ajouter d'autres fruits de saison comme des fraises ou des pêches pour une touche supplémentaire de fraîcheur et de couleur.

CHAMPIGNONS

- Il n'y a pas que les champignons à la grecque dans la vie ! Sautés, en soupe, ils se parent d'épinards, d'ail, d'huile d'olive… Un délice bienfaisant. Et chez nous, les champignons, ce n'est pas ce qui manque. Mais nous avons trop l'habitude de la consommer au beurre ou à la crème.
- Bêta-glucanes, prébiotiques, modulateurs immunitaires et anti-cancer du côlon (prévention).
- Anticonstipation.
- Riches en sélénium (antioxydant), potassium, calcium, vitamines B2, B3, B5 et D : anti-fatigue, reminéralisants, recommandés en cas de convalescence, épuisement…
- Anticholestérol, antihypertension.
- Bonne source de protéines + fibres, la combinaison « coupe-faim » parfaite.
- Excellents aliments de l'équilibre corporel, nerveux et « anti-âge ».

LA RECETTE

Champignons sautés

INGRÉDIENTS : 400 g de champignons frais (de Paris, pleurotes, ou cèpes), 150 g d'épinards frais, 3 c. à s. d'huile d'olive, 2 gousses d'ail, le jus de ½ citron, 1 c. à c. d'origan séché, sel et poivre.

1. Nettoyez les champignons avec un chiffon humide et coupez-les en tranches. Faites-les

revenir avec l'huile d'olive dans une grande poêle pendant 5 à 7 minutes, jusqu'à ce qu'ils soient dorés et que l'eau qu'ils rendent soit évaporée.

2. Ajoutez l'ail haché et poursuivez la cuisson 1 minute. Incorporez les épinards lavés et essorés et faites cuire 2 minutes supplémentaires. Arrosez avec le jus de citron, puis saupoudrez d'origan, de sel et de poivre. Mélangez bien.

LE CONSEIL CRÉTOIS

Pour une touche de gourmandise supplémentaire, ajoutez quelques copeaux de fromage graviera ou émiettez un peu de feta par-dessus.

CHÂTAIGNE

- La châtaigne est une noix pas comme les autres : pauvre en graisses mais très riche en glucides complexes. Elle ne possède d'ailleurs pas les mêmes allergènes (on peut être allergiques aux noix et pas à elle, ou vice-versa).
- Recommandée en cas de travail physique ou intellectuel de longue durée, ou lorsqu'il fait froid et qu'on reste longtemps dehors.

- Son index glycémique est plus bas que celui de la plupart des céréales. En plus elle est riche en fibres, donc elle calme longtemps l'appétit, équilibre le glucose sanguin et favorise le transit intestinal.
- C'est un superbe féculent zéro gluten, mais très riche en Fodmaps*, donc des ballonnements restent possibles.
- C'est une bonne source d'antioxydants – vitamine C, caroténoïdes : lutéine et zéaxanthine bonnes pour les yeux.
- Elle participe à la prévention des maladies chroniques, à la lutte anti-âge et à la bonne tenue du microbiote intestinal grâce à ses polyphénols, son acide gallique et ses tanins.
- Ses fibres et son potassium la rendent bénéfique pour le cœur

LA RECETTE

Crème de châtaigne aux amandes

INGRÉDIENTS : 400 g de châtaignes en conserve ou sous vide, 2 c. à s. de miel de thym, 2 yaourts grecs, 50 g d'amandes effilées, 1 c. à s. d'huile d'olive.

1. Égouttez les châtaignes. Faites-les chauffer doucement dans une casserole avec un peu d'eau pendant 5 minutes. Écrasez-les à l'aide

* Pour en savoir plus sur les Fodmaps, lire *Plus jamais mal au ventre avec le régime Fodmaps*, Dr Pierre Nys, éditions Leduc.

d'un mixeur ou d'une fourchette pour obtenir une purée lisse.

2. Ajoutez les yaourts et le miel, mélangez bien jusqu'à obtenir une consistance crémeuse.
3. Faites chauffer une poêle à feu moyen avec l'huile d'olive, puis faites dorer les amandes effilées pendant 2 à 3 minutes, jusqu'à ce qu'elles soient légèrement dorées et croustillantes.
4. Répartissez la crème de châtaignes dans des coupelles individuelles. Parsemez d'amandes effilées rôties. Servez tiède ou à température ambiante.

LE CONSEIL CRÉTOIS

Vous pouvez ajouter des zestes d'orange bio.

CITRON

- Ses vertus préventives anticancer, notamment de la langue, du côlon et du poumon, sont désormais connues. Et ce, grâce à la combinaison de flavonoïdes, vitamine C, terpènes, flavanones, tout comme celles des autres agrumes – clémentine, orange, pamplemousse. Les terres crétoises les accueillent tous.

- Ses flavonoïdes renforcent les vaisseaux sanguins.
- Il réduit le risque de maladies inflammatoires.
- Super-protecteur cardiaque : fait baisser le cholestérol et les triglycérides, fluidifiant sanguin.
- Potassium, calcium, magnésium : une cargaison de minéraux essentiels à la santé.
- Antifatigue.
- Antibactérien, soutient l'immunité.

LA RECETTE

Boulettes de viande au citron (keftedes)

INGRÉDIENTS POUR LES BOULETTES : 500 g de viande hachée (bœuf, agneau, ou un mélange des deux), 1 oignon, 2 gousses d'ail, 1 œuf, 2 tranches de pain rassis (ou 50 g de chapelure), 2 c. à s. de lait de brebis, 2 c. à s. de persil ciselé, 1 c. à s. de menthe fraîche ciselée, 1 c. à c. d'origan séché, farine complète, huile d'olive pour la friture, sel et poivre.

INGRÉDIENTS POUR LA SAUCE AU CITRON : 1 citron bio (zeste et jus), 20 cl de bouillon de volaille ou d'eau, 1 c. à s. de farine, 1 c. à s. d'huile d'olive, sel et poivre.

1. Préparez les boulettes de viande : faites tremper les tranches de pain dans le lait pendant quelques minutes, puis essorez-les bien.
2. Dans un saladier, mélangez la viande hachée, l'oignon et l'ail émincés, l'œuf, le pain imbibé, le persil et la menthe ciselés, l'origan, le sel

et le poivre. Pétrissez pour bien amalgamer tous les ingrédients.

3. Façonnez des boulettes de la taille d'une noix avec vos mains humides. Enrobez-les légèrement de farine.
4. Chauffez une grande poêle avec de l'huile d'olive. Faites frire les boulettes à feu moyen, en les retournant régulièrement, jusqu'à ce qu'elles soient dorées de tous les côtés et bien cuites (environ 10 minutes). Égouttez-les sur du papier absorbant.
5. Préparer la sauce au citron : dans une petite casserole, chauffez l'huile d'olive à feu doux. Ajoutez la farine et mélangez pour former un roux. Incorporez le jus et le zeste du citron ainsi que le bouillon de volaille, puis remuez au fouet pour éviter les grumeaux. Laissez mijoter à feu doux jusqu'à épaississement (environ 5 minutes). Salez et poivrez.
6. Déposez les boulettes de viande dans un plat et nappez-les de la sauce au citron.

LE CONSEIL CRÉTOIS

Servez chaud, avec du riz, des pommes de terre rôties ou une salade grecque.

CONCOMBRE

- Ultra-riche en eau, donc ultra-croquant, il est aussi, forcément, ultra-hydratant. Avec ses fibres, la combinaison donne un bon aliment pour le transit intestinal.
- Il est anti-fonte musculaire – utile en cas d'alitement, de vieillissement.
- Sa vitamine B6 active (la pyridoxine) est un redoutable agent antistress.
- Fort peu calorique, dépuratif, il est spécialement recommandé si vous cherchez à perdre du poids.
- Anti-inflammatoire sénolytique, c'est-à-dire spécial longévité (protège particulièrement le cerveau).
- De nombreuses études concluent à ses propriétés préventives anticancer (sein, utérus, ovaire, prostate).
- C'est une source appréciable de vitamine B9, donc recommandé pour les femmes enceintes ainsi que pour nous tous, en vue de protéger notre cœur.
- Fournisseur de vitamine K, il prête donc main-forte pour solidifier notre squelette.
- Anti-inflammatoire, notamment pour la peau, il se mange et s'applique sur le derme pour l'apaiser (Ah ! le fameux masque de concombre).

LA RECETTE
Tzatziki

INGRÉDIENTS : 1 concombre, 250 g de yaourt grec, 2 gousses d'ail, 2 c. à s. d'huile d'olive, 1 c. à s. de jus de citron, 1 c. à s. de menthe fraîche, sel et poivre.

Épluchez le concombre, râpez-le finement, puis pressez-le pour retirer l'excès d'eau.
Dans un bol, mélangez le concombre râpé avec le yaourt grec, l'ail haché, l'huile d'olive et le jus de citron. Salez, poivrez et ajoutez la menthe ciselée. Mélangez et servez frais.

LE CONSEIL CRÉTOIS

Accompagnez de pain pita, de légumes grillés ou avec des viandes grillées.

COURGETTE, COURGE, POTIRON

- Renferment les meilleurs antioxydants pour les yeux.
- Bons pour le cœur et la circulation du sang.
- Reminéralisants, alcalinisants, excellents pour l'équilibre acido-basique.
- Différents carotènes antioxydants, particulièrement indiqués pour les enfants et les femmes enceintes, la peau.

- Anticancer (prévention) grâce à l'association de bêtacarotène, lutéine, zéaxanthine.
- Hyper-légers, recommandés en cas de surpoids, de diabète.

LA RECETTE

beignets de courgettes (kolokithakia keftedes)

INGRÉDIENTS : 4 courgettes moyennes, 1 oignon moyen, 2 gousses d'ail, 100 g de feta émiettée, 2 œufs, 100 g de farine complète, 2 c. à s. de persil ciselé, 2 c. à s de menthe fraîche ciselée (ou aneth), 1 c. à c. de levure chimique, sel et poivre, huile d'olive pour la friture.

1. Râpez les courgettes dans une passoire. Saupoudrez-les d'une pincée de sel et laissez-les dégorger environ 10 minutes puis pressez-les dans un torchon propre ou entre vos mains pour éliminer le maximum d'eau.
2. Épluchez et hachez finement l'oignon et l'ail. Dans un grand bol, mélangez les courgettes râpées, l'oignon, l'ail, la feta émiettée, les œufs battus, le persil, la menthe (ou l'aneth) et la levure chimique. Ajoutez progressivement la farine jusqu'à obtenir une pâte légèrement collante mais qui se tient (si nécessaire, ajoutez un peu plus de farine). Salez et poivrez.
3. Chauffez l'huile d'olive dans une poêle à feu moyen. Prélevez des cuillerées de pâte et façonnez-les en petites galettes ou beignets.

Faites frire les beignets 3 à 4 minutes de chaque côté, jusqu'à ce qu'ils soient dorés et croustillants. Égouttez-les sur du papier absorbant et servez chaud.

LE CONSEIL CRÉTOIS

Accompagnez ces beignets de sauce tzatziki (yaourt grec, concombre, ail, menthe) ou une sauce au yaourt nature avec un filet de citron. Pour une version plus légère, vous pouvez cuire les keftedes au four à 180 °C pendant environ 20 minutes en les retournant à mi-cuisson. Ils seront moins gras et tout aussi savoureux.

VERSION AIRFRYER

Étape 3 : Préchauffez l'airfryer quelques minutes à 180 °C. Façonnez des petites galettes ou beignets avec la pâte (environ 1 c. à s. chacun) et placez-les sur un papier sulfurisé. Vaporisez ou badigeonnez légèrement chaque beignet d'un peu d'huile d'olive pour les rendre plus croustillants. Placez-les beignets dans le panier de l'airfryer en une seule couche. Faites cuire 10 à 12 minutes, en les retournant à mi-cuisson pour qu'ils dorent uniformément des deux côtés.

CREVETTE

- Excellent apport en protéines, la crevette est aussi bonne grise que rose.
- Bonne source de vitamine B3 : on grille tout, on ne stocke pas.
- Source de sélénium anti-âge et antikilos majeur.
- Soutient le travail mental.
- Évite les caillots sanguins, aide à contrôler le cholestérol et à réduire le risque cardiaque.
- Participe à la conversion des hormones thyroïdiennes dans leur forme active.
- Superbe source de zinc, l'oligoélément qui accroît l'hormone de satiété.

LA RECETTE

Tzatziki aux crevettes

INGRÉDIENTS : 1 concombre, 200 g de crevettes roses cuites, décortiquées, 50 g de feta, 1 c. à s. d'aneth, 2 yaourts à la grecque, 2 c. à s. d'huile d'olive, sel et poivre.

1. Épluchez le concombre, râpez-le et pressez-le bien pour éliminer un maximum d'eau.
2. Dans un saladier, mélangez les yaourts à la grecque, l'huile d'olive, et l'aneth ciselé. Ajoutez le concombre et la feta émiettée. Salez légèrement et poivrez. Incorporez délicatement les crevettes.

LE CONSEIL CRÉTOIS

Servez ce tzatziki avec des crudités, du pain pita grillé, ou en accompagnement de grillades.

CUMIN NOIR (NIGELLE), GRAINES ET HUILE

- Au Moyen-Orient, on l'appelle la graine noire (nigelle), où elle est traditionnellement employée contre l'asthme, et toutes pathologies avec inflammation (arthrite, eczéma...).
- En infusion : versez dans un mug 1 c. à s. de graines + 1 c. à c. de miel et de l'eau frémissante en remuant sans arrêt. Laissez infuser 10 minutes avant de filtrer. Dégustez.
- Son nom latin est Nigella sativa. C'est d'elle que nous parlons ici, et non de la nigelle de France, Nigella gallica.
- Sa thymoquinone serait antifongique (mycoses en tout genre), anticancer (prévention).
- L'huile végétale est immunomodulatrice : elle module l'immunité (augmente certaines réactions, en diminue d'autres).
- Fortement antimicrobes, et notamment antibactérienne et antifongique.
- En cuisine : ajoutez des graines dans du riz, des pâtes, des salades, sur du pain...

ÉPICES ET HERBES

On retrouve de grandes quantités d'herbes sauvages dans les recettes classiques de Crète, un peu moins d'épices. Mais toutes peuvent aussi être consommées sous forme d'infusion, dont raffolent aussi les Crétois. Voici les bons dosages et temps d'infusion pour les 10 plus courantes d'entre elles.

Toutes sont…

- Anti-inflammatoires, antioxydantes.
- Antibactériennes, car elles contiennent des huiles essentielles antiseptiques, antifongiques, raison pour laquelle elles sont omniprésentes dans la cuisine des pays chauds (meilleure conservation des aliments).
- Aident à digérer, sont antiballonnements.

La badiane (= anis étoilé)

- Anti-toux, bronchite.
- Ouvre l'appétit, aide en cas de digestion difficile.
- Rafraîchit l'haleine.
- Bon antiseptique intestinal.

LA RECETTE

Tisane de badiane pour digérer

INGRÉDIENTS : 10 étoiles de badiane broyées, 30 cl d'eau.

1. Plongez les plantes dans l'eau froide.
2. Portez à ébullition et laissez frémir 20 minutes puis infuser à couvert 10 minutes avant de filtrer. Cette tisane est antispasmodique digestive et respiratoire.

LE CONSEIL CRÉTOIS

Buvez 2 à 3 tasses par jour.

La cardamome

- Lutte contre les brûlures d'estomac, spasmes douloureux de l'intestin, adoucit l'haleine (mâcher directement les graines).
- Aide à arrêter de fumer (elle donne très mauvais goût au tabac).
- Ouvre l'appétit.

LA RECETTE

Tisane de cardamome, un coup de boost pour votre ventre

INGRÉDIENTS : 5 g de graines de cardamome, 25 cl d'eau, miel.

1. Plongez les plantes dans l'eau bouillante et laissez infuser 10 minutes à couvert avant de filtrer.
2. Sucrez au miel.

LE CONSEIL CRÉTOIS

Buvez 1 tasse, 3 fois par jour, mais il convient de consulter un professionnel de santé pour une posologie personnalisée. Cette tisane est bonne pour la digestion et la santé bucco-dentaire.

La menthe

- Tonifiante, stimulante.
- Purifiante (système digestif, haleine).
- Antidouleur, excellent antispasmodique.
- Bonne expectorante : elle aide à tousser et « éliminer les microbes » en cas de petits maux de l'hiver, toux, bronchite...
- Pour la cuisine, optez pour la menthe verte. Pour les tisanes, préférez la menthe poivrée.

En Crète, ils utilisent aussi beaucoup la menthe aquatique... peu importe : leurs propriétés sont très proches.

LA RECETTE

Tisane de menthe poivrée, pour nettoyer le foie

INGRÉDIENTS : 1 c. à c. de feuilles de menthe poivrée, 25 cl d'eau.

1. Plongez les plantes dans l'eau bouillante.
2. Laissez infuser 10 minutes avant de filtrer.

LE CONSEIL CRÉTOIS

Buvez 1 tasse après les repas. Cette tisane facilite la digestion, est antinausées et bonne pour le foie. Elle résorbe gaz et ballonnements.

Le persil plat

- Désodorisant pour l'haleine.
- Aide à contrôler le taux de sucre sanguin.
- Favorise l'élimination, donc parfait en cas de rétention d'eau, notamment dans le cadre du syndrome prémenstruel.
- Bon pour la santé dentaire.
- Antianémie.

- Revitalisant, reminéralisant.
- Bon dépuratif.

LA RECETTE

Crème de persil

INGRÉDIENTS : 1 bouquet de persil plat, 20 cl de lait de chèvre, 20 cl de bouillon de légumes, 1 c. à s. de fromage blanc, sel et poivre.

1. Lavez et égouttez le persil, retirez les tiges les plus épaisses.
2. Dans une casserole, chauffez le bouillon de légumes. Plongez-y le persil et laissez cuire 5 minutes.
3. Versez le contenu de la casserole dans le bol d'un mixeur. Ajoutez le lait et le fromage blanc. Mixez jusqu'à obtenir une texture lisse et homogène. Salez et poivrez.

LE CONSEIL CRÉTOIS

Cette crème de persil peut être servie en verrine avec des morceaux de saumon fumé ou de crevettes ou en nappage pour des légumes grillés.

Le romarin

- C'est un formidable protecteur du foie.
- Cholagogue, cholérétique, favorise la digestion, notamment des graisses.
- Antimicrobes, notamment digestifs (mais pas seulement).
- Antifatigue, physique ou intellectuelle. Mieux vaut carburer aux infusions de romarin pendant les périodes d'examens et de révisions de baccalauréat, qu'au café qui épuise les neurones.

LA RECETTE

Tisane de romarin pour la santé du foie

INGRÉDIENTS : 2 c. à c. de feuilles de romarin, 25 cl d'eau, miel.

1. Plongez les plantes dans l'eau bouillante. Laissez infuser 10 minutes avant de filtrer.
2. Sucrez au miel.

LE CONSEIL CRÉTOIS

Buvez 1 à 3 tasses par jour. Cette tisane est dépurative, elle prévient et apaise les migraines hépatiques.

La sauge

- Elle facilite la digestion.
- Aide à réguler les hormones féminines au moment de la préménopause et de la ménopause.
- Atténue la transpiration excessive.
- Bonne humeur, participe à la prévention anti-déprime et antidépression légère.
- Soutient la mémoire.
- Stimulante, y compris en cas de convalescence.
- Antiseptique, antibactérienne.
- Anti-inflammatoire, antioxydante, anti-âge.

LA RECETTE

Tisane de sauge pour soulager les symptômes de la ménopause

INGRÉDIENTS : 2 c. à c. de feuilles de sauge officinale, 25 cl d'eau.

1. Plongez les plantes dans l'eau bouillante.
2. Laissez infuser 10 minutes avant de filtrer.

LE CONSEIL CRÉTOIS

Buvez 1 tasse après les repas. Et/ou 1 tasse au coucher en cas de sueurs nocturnes. Ou utilisez-la en bain de bouche en cas de petites infections buccales – gingivite, aphte...

→

Cette tisane tempère aussi la grosse, grosse baisse de forme physique et morale (dépression). En fait, la sauge est une « herbe à tout » (sauge = *salvia* en latin = « qui sauve ») et bon nombre de nos ancêtres, en Crète comme chez nous, la considéraient comme la « plante médicinale » par excellence : avec elle, pas besoin de médecin.

Le thym

- Remarquable antiseptique des voies respiratoires.
- Très bon stimulant, alternative aux tasses de thé ou de café du petit déjeuner.

LA RECETTE

Tisane de thym pour renforcer l'immunité

INGRÉDIENTS : 2 c. à s. de feuilles de thym, 1 litre d'eau, miel.

1. Plongez les plantes dans l'eau bouillante. Laissez infuser 15 minutes avant de filtrer.
2. Sucrez au miel.

LE CONSEIL CRÉTOIS

Buvez dans les 24 heures. Cette tisane est antivirale et antiseptique, anti-infection ORL (respiratoire), maladies saisonnières, épidémies (rhume, grippe, bronchiolite), bronchite, asthme.

La verveine citronnée

- Apaise les crampes d'estomac, élimine les nausées.
- Fait tomber la fièvre.
- Apaise les congestions respiratoires (nez, bronches).
- Calme les palpitations.
- Attention : consommée à haute dose et régulièrement, elle peut finir par irriter l'estomac.
- Infusion digestive parfaite après le déjeuner mais en cas de sommeil léger, la marjolaine sera plus indiquée après le dîner.

LA RECETTE

Tisane de verveine pour apaiser le stress

INGRÉDIENTS : 3 c. à s. de feuilles de verveine officinale, 1 litre d'eau.

1. Plongez les plantes dans l'eau froide, laisser macérer 10 minutes.

2. Portez à ébullition et laisser bouillir 10 secondes. Coupez le feu puis laissez infuser 10 minutes avant de filtrer.

LE CONSEIL CRÉTOIS

Buvez 4 tasses par jour en dehors des repas, pendant 2 jours. Cette tisane est sédative, anti-spasmodique, antinévralgique.

Et super-crétoises, mais vous ne les trouverez probablement pas, ou pas facilement, chez nous :

L'origan dictamum (dictamo)

C'est un origan hyper-commun en Crète, presque son emblème phyto. Tout Crétois connaît par cœur sa petite bouille duveteuse et blanche/grise caractéristique. Côté santé, il est recherché pour ses bienfaits digestifs et anti-douleurs d'estomac. Les Crétois en tirent une huile essentielle très intéressante contre les rhumatismes et les troubles digestifs.

LA RECETTE

Tisane d'origan dictamum pour apaiser les troubles digestifs

INGRÉDIENTS : 1 c. à s. de feuilles sèches d'origan dictamum, 25 cl d'eau.

1. Plongez les plantes dans l'eau frémissante.
2. Coupez le feu, couvrez et laissez infuser 10 minutes avant de filtrer.

LE CONSEIL CRÉTOIS

Vous pouvez ajouter une cuillère de miel ou quelques gouttes de citron. Buvez 2 tasses par jour.

La malotira

Celle qui « extrait le mal/la maladie » – entendez par là, le rhume et autres maux de la mauvaise saison, ou bien encore la mauvaise digestion – se consomme sous forme de tisane.

LA RECETTE

Tisane de malotira pour renforcer les défenses naturelles

INGRÉDIENTS : 2 c. à s. de feuilles sèches de malotira, 25 cl d'eau.

1. Plongez les plantes dans l'eau frémissante.
2. Coupez le feu, couvrez et laissez infuser 10 minutes avant de filtrer.

LE CONSEIL CRÉTOIS

Buvez 2 à 3 tasses par jour.

ÉPINARD

- Anti-inflammatoire, antioxydant.
- Protège les yeux grâce à sa lutéine et zéaxanthine.
- Super-protecteur cardiaque grâce à sa vitamine B9, ses fibres et sa bétaïne.
- Ses glycolipides sont anticancer.
- Sa vitamine C favorise l'absorption du fer.
- Ses fibres sont nombreuses et plutôt bien tolérées.
- Très bonne source de magnésium, manganèse, fer, provitamine A, vitamine K.
- Sa bétaïne favorise l'endurance des sportifs et protège le foie.

➔ Son acide alpha-lipoïque aide à équilibrer la glycémie et à protéger l'organisme en cas de troubles du glucose (diabète).

LA RECETTE

Pitas aux épinards et à la feta (spanakopita)

INGRÉDIENTS : 500 g d'épinards frais (ou 400 g d'épinards surgelés, bien égouttés), 200 g de feta, 1 oignon, 2 gousses d'ail, 2 œufs, 1 c. à s. d'aneth frais, 50 g de ricotta, 2 c. à s. d'huile d'olive, 10 feuilles de pâte filo, 100 g de beurre fondu, sel et poivre.

1. Chauffez l'huile d'olive dans une poêle et faites-y revenir l'oignon émincé jusqu'à ce qu'il soit translucide. Ajoutez l'ail haché et poursuivez la cuisson 1 minute. Ajoutez les épinards et faites-les cuire jusqu'à ce qu'ils soient fondus et que l'eau qu'ils libèrent se soit évaporée (environ 5 à 7 minutes). Si vous utilisez des épinards surgelés, assurez-vous qu'ils soient bien égouttés pour éviter un excès d'humidité. Retirez du feu et laissez refroidir légèrement.
2. Dans un bol, mélangez les épinards cuits avec la feta émiettée, l'aneth ciselé, la ricotta et les œufs battus. Salez légèrement et poivrez.
3. Préchauffez le four à 180 °C (th. 6). Déroulez la pâte filo et coupez-la en bandes de 8 à 10 cm

de large. Couvrez-la d'un torchon légèrement humide pour éviter qu'elle ne se dessèche.

4. Prenez une bande de pâte filo et badigeonnez-la légèrement de beurre fondu. Placez 1 c. à s. de farce à l'extrémité de la bande. Repliez l'extrémité pour former un triangle, puis continuez à plier en triangle jusqu'à atteindre l'autre extrémité de la bande. Déposez les spanakopita sur une plaque de cuisson recouverte de papier sulfurisé. Badigeonnez légèrement le dessus avec du beurre fondu. Enfournez pour 20 à 25 minutes de cuisson.

LE CONSEIL CRÉTOIS

Servez les pitas chauds accompagnés d'une salade grecque.

ESCARGOT

- Cuisinez-le « light » : plongez-le dans un bouillon avec des épices. Ou jetez-le dans des pâtes, du riz, avec des pommes de terre, dans une salade...
- Jackpot diet : super-source de minéraux, vitamines B, D et E, protéines, oméga 3.
- Antihypertension.

➔ Typique du Régime crétois : les escargots se nourrissent d'herbes, notamment de pourpier, une « salade » comparable un peu à la roquette, très riche en oméga 3.

LA RECETTE

Escargots au romarin de Réthynnon (boubouristi)

INGRÉDIENTS : 500 g d'escargots en boîte, 50 g de farine complète, 5 c. à s. d'huile d'olive, 1 c. à s. de vinaigre de vin rouge, 2 branches de romarin frais, sel et poivre.

1. Rincez les escargots, égouttez-les et séchez-les délicatement avec du papier absorbant. Déposez-les dans un saladier, ajoutez la farine, du sel et du poivre. Mélangez bien pour enrober les escargots de farine. Secouez légèrement pour enlever l'excédent de farine.
2. Chauffez l'huile d'olive dans une grande poêle à feu moyen. Ajoutez les escargots et faites-les frire 5 à 7 minutes, en les retournant régulièrement pour qu'ils dorent uniformément sur tous les côtés. Ajoutez les branches de romarin.
3. Quand les escargots sont bien dorés, versez le vinaigre dans la poêle. Laissez-le s'évaporer légèrement tout en remuant. Servez directement à la sortie de la poêle.

LE CONSEIL CRÉTOIS

Les escargots boubouristi se dégustent souvent avec du pain croustillant pour absorber l'huile parfumée et le vinaigre.
Vous pouvez ajouter un peu de fleur de sel ou de l'ail finement haché juste avant de servir.

FENOUIL

- Le duo bêtacarotène + vitamine C aide à réparer la peau et les muqueuses, notamment respiratoires.
- Ses polyacétylènes sont anti-inflammatoires, anticancer et antibactériens.
- Antispasmodique, antiballonnements, bon pour le transit et améliore la digestion.
- Sa vitamine K améliore l'absorption du calcium ainsi que la matrice protéique osseuse.
- Favorise la lactation (jeunes mamans).
- Soutient l'immunité.
- Son anéthol possède des propriétés anticancer.
- Bon pour les dents et les gencives (cru, à croquer).
- Belle teneur en divers antioxydants.

LA RECETTE

Tourte au fenouil de Sitia (marathopita)

INGRÉDIENTS POUR LA PÂTE : 400 g de farine complète, ½ c. à c. de sel, 3 c. à s. d'huile d'olive, 20 cl d'eau tiède.

INGRÉDIENTS POUR LA GARNITURE : 300 g de fenouil frais (bulbes et fanes), 2 oignons nouveaux, 1 gousse d'ail, 100 g de mizithra (ou feta émiettée si vous ne trouvez pas de mizithra), 2 c. à s. d'huile d'olive, 1 c. à c. d'origan séché, sel et poivre.

1. Préparez la pâte : dans un saladier, mélangez la farine et le sel. Ajoutez l'huile d'olive, puis incorporez progressivement l'eau tiède tout en pétrissant 5 à 7 minutes, jusqu'à obtenir une pâte souple. Formez une boule, couvrez d'un linge propre et laissez reposer à température ambiante pendant 30 minutes.
2. Nettoyez et coupez le fenouil en petits morceaux, y compris les fanes. Pelez et hachez finement les oignons nouveaux et l'ail. Chauffez 2 c. à s. d'huile d'olive dans une poêle et faites-y revenir l'oignon et l'ail quelques minutes à feu moyen, jusqu'à ce qu'ils soient translucides. Ajoutez le fenouil et poursuivez la cuisson 10 minutes jusqu'à ce qu'il soit tendre. Salez, poivrez, ajoutez l'origan. Laissez refroidir légèrement, puis incorporez le mizithra ou la feta émiettée.

3. Divisez la pâte en deux. Abaissez chaque moitié en un cercle fin sur une surface légèrement farinée (environ 3 mm d'épaisseur).
4. Disposez un premier disque de pâte sur une plaque recouverte de papier sulfurisé. Répartissez-y la garniture de fenouil uniformément, en laissant un bord libre d'environ 2 cm. Recouvrez avec le deuxième disque de pâte. Pincez les bords pour sceller la tourte et éviter que la garniture ne s'échappe. Piquez légèrement la surface avec une fourchette pour laisser s'échapper la vapeur pendant la cuisson.
5. Préchauffez le four à 180 °C (th. 6). Badigeonnez légèrement la surface de la tourte avec de l'huile d'olive et enfournez pour 35 à 40 minutes de cuisson, jusqu'à ce que la pâte soit bien dorée et croustillante.
6. Laissez la Marathopita refroidir légèrement avant de la couper en parts. Servez-la chaude ou à température ambiante.

LE CONSEIL CRÉTOIS

Accompagnez cette tourte d'une salade verte ou d'olives pour un repas complet.
La mizithra est douce et crémeuse, mais si vous préférez une touche plus salée, optez pour de la feta ou un mélange des deux fromages.

FIGUE

- Hyper-antioxydante et hyper-anti-inflammatoire, elle regorge de pigments protecteurs, les anthocyanes. Ça se voit rien qu'à sa couleur !
- Elle est championne du transit intestinal. Surtout dégustée sèche.
- Aide à contrôler la glycémie.
- Elle renferme de la lutéine, du lycopène et du bêtacarotène, 3 poids lourds antioxydants, notamment oculaire et pour la peau.
- Et des enzymes qui aident à digérer.

LA RECETTE

Figues rôties au miel

INGRÉDIENTS : 8 figues fraîches, 2 c. à s. de miel de thym, 1 c. à s. d'huile d'olive, 1 c. à c. de cannelle en poudre, 400 g de yaourt grec, 2 c. à s. de noix concassées, quelques feuilles de menthe fraîche.

1. Préchauffez votre four à 180 °C (th. 6). Rincez les figues et coupez-les en deux. Disposez-les sur une plaque de cuisson et arrosez-les de miel et d'huile d'olive. Saupoudrez-les légèrement de cannelle. Faites-les rôtir au four pendant 10 à 12 minutes, jusqu'à ce qu'elles soient tendres et que le miel commence à caraméliser.
2. Pendant ce temps, répartissez le yaourt grec dans des bols individuels et disposez

délicatement les figues par-dessus. Arrosez du jus de cuisson (miel et huile d'olive).
3. Parsemez de noix concassées et ajoutez quelques feuilles de menthe fraîche.
4. Servez immédiatement, encore tiède, pour apprécier le contraste entre les figues chaudes et le yaourt frais.

LE CONSEIL CRÉTOIS

Ne faites pas cuire les figues trop longtemps, elles deviendront trop molles. Juste assez pour qu'elles soient tendres et caramélisées. Vous pouvez aussi ajouter une touche de zeste de citron bio pour un peu de peps.

VARIANTE AIRFRYER

Étape 1 : Préchauffez l'airfryer quelques minutes à 180 °C. Rincez les figues et coupez-les en deux. Dans un bol, mélangez le miel avec l'huile d'olive. Disposez les figues coupées en deux dans le panier de l'airfryer (côté chair vers le haut), puis arrosez-les avec le mélange miel et huile d'olive. Saupoudrez légèrement de cannelle. Faites cuire 8 à 10 minutes, jusqu'à ce que les figues soient tendres et que le miel commence à caraméliser.

FRAISE

- Son secret : maximum d'antioxydants, minimum de sucre et de calories.
- Fait baisser l'homocystéine, un marqueur de risque d'accident cardiaque, dépression, maladies liées à l'âge...
- Acides organiques acidulés en bouche, puissamment antibactériens.
- Polyphénols (anthocyanes) : les pigments rouges hyperprotecteurs cardiaques.
- Stimule la mémoire.
- Protège foie, côlon, œsophage, poumon, cerveau.
- Fibres + vitamines B9 et C + acide ellagique + flavonoïdes = un des fruits parfaits en prévention anticancer.
- Comme les autres petits fruits rouges et noirs (baies), elle protège du diabète car elle aide à équilibrer la glycémie.
- Excellent anti-inflammatoire, elle bloque l'enzyme COX-2 « qui fait mal ».

LA RECETTE

Salade de fraises, feta et roquette

INGRÉDIENTS : 250 g de fraises, 100 g de feta, 2 grosses poignées de roquette, 2 c. à s. d'huile d'olive, 1 c. à s. de vinaigre, 1 c. à c. de miel, 1 c. à s. de pignons, quelques feuilles de basilic, sel et poivre.

1. Lavez et équeutez les fraises, puis coupez-les en quartiers. Répartissez la roquette dans 4 assiettes. Déposez les fraises et la feta émiettée par-dessus.
2. Dans un bol, mélangez l'huile d'olive, le vinaigre et le miel. Salez et poivrez. Arrosez la salade de vinaigrette, puis mélangez délicatement. Parsemez de pignons de pin grillés à la poêle et ajoutez quelques feuilles de basilic.

LE CONSEIL CRÉTOIS

Pour rehausser la saveur des fraises, faites-les mariner quelques minutes avec un peu de vinaigre balsamique avant de les ajouter à la salade.

FRAMBOISE

- Amie cardiaque, anti-inflammatoire et bonne pour la circulation sanguine.
- Antidiabète, IG (index glycémique) très bas.
- Participe à la prévention anticancer à tous les stades de la maladie.
- Bonne source de fibres, soutien intestinal et anticonstipation.
- Ses anthocyanines aident à aplanir la glycémie, notamment après un repas riche en glucides (couscous, lentilles, pâtes, pain...).

LA RECETTE

Salade de framboises aux pistaches

INGRÉDIENTS : 250 g de framboises fraîches, 400 g de yaourt grec, 2 c. à s. de miel de thym, 1 c. à s. de jus de citron, 1 c. à s. de pistaches concassées, quelques feuilles de menthe fraîche.

1. Lavez délicatement les framboises et égouttez-les.
2. Dans un bol, mélangez le yaourt grec avec le miel et le jus de citron jusqu'à obtenir une texture onctueuse et homogène. Répartissez dans 4 bols et déposez les framboises par-dessus.
3. Parsemez de pistaches concassées et ajoutez quelques feuilles de menthe fraîche. Servez immédiatement, ou réfrigérez 10 à 15 minutes.

LE CONSEIL CRÉTOIS

Vous pouvez faire légèrement chauffer le miel avant de le mélanger avec le yaourt, ce qui rendra la préparation encore plus onctueuse et parfumée.

FROMAGE FRAIS (& MOZZA, RICOTTA, FETA...)

- Des protéines + du calcium + peu de sel (si on choisit bien : attention à la feta) = excellent aliment nourrissant et minceur.
- Parfait si fabriqué au lait entier, car il renferme alors de l'ALC (acide linoléique conjugué), un bon gras.
- La *ricotta* est produite à partir de la fraction « eau » des laits cités (vache, brebis, chèvre, bufflonne). Super-riche en lactosérum, donc en protéines.
- La *feta* au lait de brebis (piquante et bien fournie en ALC) ou de chèvre (plus douce). Bilan comptable : elle est peu calorique mais salée. Nul n'est parfait !
- La *mozza* est faite avec du lait de bufflonne (à défaut, de vache). Elle renferme des *Lactobacillus casei* et *Lactobacillus fermentum,* bonnes bactéries pour le microbiote intestinal.

LA RECETTE

Petits chaussons au fromage frais (kalitsounia)

INGRÉDIENTS : 250 g de farine complète, 5 cl d'huile d'olive, 1 pincée de sel, 10 cl d'eau tiède, 1 c. à s. de vinaigre, 200 g de fromage frais (ricotta ou myzithra), 1 œuf, 1 c. à s. de menthe fraîche, graines de sésame, sel et poivre.

1. Dans un saladier, mélangez la farine et le sel. Ajoutez l'huile d'olive et le vinaigre et commencez à pétrir en ajoutant progressivement l'eau tiède jusqu'à obtenir une pâte souple et élastique. Formez une boule, couvrez-la d'un linge propre et laissez reposer pendant environ 30 minutes.
2. Pendant ce temps, écrasez le fromage frais à la fourchette. Ajoutez l'œuf, la menthe ciselée, du sel et du poivre. Mélangez bien pour obtenir une farce homogène.
3. Sur une surface légèrement farinée, abaissez la pâte au rouleau jusqu'à obtenir une épaisseur d'environ 2 mm. Découpez des cercles de pâte à l'aide d'un emporte-pièce ou d'un verre (environ 8-10 cm de diamètre). Placez une petite cuillère de farce au centre de chaque cercle. Pliez les cercles en deux pour former des demi-lunes et scellez les bords en les pressant avec les doigts ou une fourchette.

4. Préchauffez le four à 180 °C (th. 6). Disposez les kalitsounia sur une plaque recouverte de papier sulfurisé. Badigeonnez-les légèrement d'huile et saupoudrez de graines de sésame. Enfournez pour 20 à 25 minutes de cuisson.

LE CONSEIL CRÉTOIS

Servez les kalitsounia tièdes ou à température ambiante. Vous pouvez les accompagner d'une salade verte pour un repas léger ou les servir en apéritif.

VARIANTE AIRFRYER

Étape 4 : Préchauffez l'airfryer quelques minutes à 180 °C. Badigeonnez légèrement chaque chausson d'un peu d'huile d'olive et saupoudrez-les de graines de sésame. Disposez les chaussons dans le panier de l'airfryer en une seule couche. Faites cuire 10 à 12 minutes, ou jusqu'à ce qu'ils soient dorés et croustillants.

GRAINE DE LIN

- Très riche en oméga 3 : 1 c. à c. = 1/3 de nos besoins (sous forme d'ALA, un oméga 3 « intermédiaire » que le corps doit transformer en oméga 3 assimilables, contrairement aux oméga 3 des poissons directement exploitables par le corps).
- L'archétype même du « superaliment santé », notamment pour ses superfibres.
- Pack anti-inflammatoire et anticancer : oméga 3, lignanes, fibres, secoisolariciresinol diglucoside.
- Lignanes = superfibres anticancer du sein et équilibrantes hormonales.
- Pas de lignanes dans l'huile de lin puisqu'il n'y a jamais de fibres dans l'huile. Donc « graine de lin » n'est pas du tout égale à « huile de lin ».

LA RECETTE

Crackers aux graines de lin

INGRÉDIENTS : 100 g de graines de lin, 50 g de farine complète, 1 c. à s. de graines de sésame, 1 c. à s. d'huile d'olive, 100 ml d'eau, 1 c. à c. de sel, 1 c. à c. d'origan ou de thym séché, sel marin.

1. Préchauffez le four à 180 °C (th. 6). Dans un bol, mélangez les graines de lin, la farine, les graines de sésame, l'origan et le sel. Incorporez l'huile d'olive et l'eau. Mélangez bien pour obtenir une pâte homogène.

2. Étalez la pâte entre deux feuilles de papier cuisson, sur une épaisseur d'environ 2 à 3 mm. Retirez la feuille supérieure et saupoudrez de sel marin. Enfournez pour 20 à 25 minutes de cuisson, jusqu'à ce que les bords soient dorés et croquants. À la sortie du four, coupez les crackers en morceaux.

LE CONSEIL CRÉTOIS

Servez avec du fromage frais de brebis ou du houmous.

GRENADE

- Amie de la peau : lutte contre les petits troubles microcirculatoires (rougeurs), les ridules et rides, la déshydratation (peau sèche).
- Protège l'épiderme des rayons solaires, aide à réduire eczéma et psoriasis.
- Améliore la circulation.
- Anti-athérosclérose, antihypertension.
- Participe à la prévention de l'impuissance masculine.
- Pack anticancer (notamment de la prostate) : acide ellagique, polyphénols (les mêmes que dans le thé vert), isoflavones.

LA RECETTE

Salade à la grenade

INGRÉDIENTS : 1 grenade, 100 g de feta, 2 grosses poignées de roquette, 2 c. à s. d'huile d'olive, 1 c. à s. de jus de citron, 1 c. à c. d'origan séché, quelques noix concassées, quelques feuilles de basilic frais.

1. Ouvrez la grenade en deux et récupérez les graines.
2. Dans un saladier, disposez la roquette. Parsemez-la de feta émiettée et ajoutez les graines de grenade.
3. Dans un petit bol, mélangez l'huile d'olive, le jus de citron, l'origan, le sel et le poivre. Versez la vinaigrette sur la salade et mélangez délicatement.
4. Parsemez de noix concassées et ajoutez quelques feuilles de basilic.

LE CONSEIL CRÉTOIS

Servez en entrée ou en accompagnement de grillades.
Pour rendre l'égrenage de la grenade plus facile et rapide, coupez-la en deux et tapez sur la peau avec le dos d'une cuillère pour faire tomber les graines.

HARICOT VERT

- Bon taux de protéines coupe-faim, antigrignotage.
- Il renferme du silicium, ami des os.
- Fibres anti-maladies cardiovasculaires, anti-cancer (estomac, œsophage), anti-diabète de type 2.
- Ses fibres très abondantes favorisent le transit intestinal. En plus, elles sont extra-douces, même les très jeunes enfants les tolèrent.

LA RECETTE

Haricots verts mijotés à la tomate (fasolakia)

INGRÉDIENTS : 500 g de haricots verts, 1 oignon, 2 gousses d'ail, 400 g de tomates concassées, 3 c. à s. d'huile d'olive, 15 cl d'eau ou de bouillon de légumes, 2 pommes de terre, 1 carotte coupée en rondelles, 1 c. à c. d'origan séché, quelques brins de persil.

1. Équeutez et rincez les haricots verts.
2. Dans une grande casserole, chauffez l'huile d'olive à feu moyen. Ajoutez l'oignon haché et faites-le revenir jusqu'à ce qu'il devienne translucide, environ 5 minutes. Ajoutez l'ail émincé et poursuivez la cuisson 1 minute. Ajoutez les haricots verts, les tomates concassées et le concentré de tomate. Remuez pour bien enrober les légumes.

3. Versez l'eau ou le bouillon de légumes, salez, poivrez et incorporez l'origan séché. Portez à ébullition, couvrez la casserole et laissez mijoter à feu doux 45 minutes. Juste avant de servir, arrosez le plat d'un peu de jus de citron et parsemez de persil ciselé.

LE CONSEIL CRÉTOIS

Vous pouvez préparer ce plat à l'avance et le laisser reposer quelques heures ou même jusqu'au lendemain, il n'en sera que meilleur.

HUILE D'OLIVE

- C'est l'huile la plus digeste, parfaite pour la digestion, l'estomac, le foie, la vésicule biliaire, et en plus elle est anticonstipation.
- Anticholestérol, protectrice cardiaque grâce à son acide oléique (oméga 9), à ses polyphénols et à son bêta-sitostérol.
- Ses acides masliniques et oléanoliques et son squalène seraient anticancer.
- Son oléocanthal (qui pique la gorge) est anti-douleur, comparable à l'ibuprofène.
- Son oleuropéine, un tanin hyper-antioxydant, stimule le métabolisme (augmente la combustion des calories).

LÉGUMES VERTS À FEUILLES

- Des génies nutritionnels. Les seuls aliments que l'on puisse réellement consommer à volonté.
- Ils apportent plus de protéines, de minéraux (potassium, calcium, fer) et d'acides gras oméga 3 que les autres « légumes verts ». Et au moins autant de vitamines (A, B, C, K), flavonoïdes, potassium, phytonutriments.
- Ils sont riches en fibres prébiotiques bonnes pour le microbiote intestinal, qui en outre ne sont pas des Fodmaps*, donc ils ne font pas ballonner.
- On les mange souvent crus, ce qui permet de profiter au maximum de leur vitamine C et de leurs nutriments protecteurs. Mais cuits, avec un filet d'huile d'olive, on profite mieux de leurs bêtacarotènes. Alors mangez les deux !

LA RECETTE

Tourte aux légumes verts (hortopida)

Ingrédients : 400 g de mélange d'herbes sauvages (épinards, pissenlits, bette à carde, roquette, persil), 4 oignons nouveaux, 2 gousses d'ail, 200 g de feta émiettée, 2 œufs, 1 paquet de pâte filo, 4 c. à s. d'huile d'olive, 1 c. à s. de menthe fraîche, sel et poivre.

1. Lavez et équeutez les légumes verts. Hachez-les finement.

---

* Pour en savoir plus sur les Fodmaps, lire *Plus jamais mal au ventre avec le régime Fodmaps*, Dr Pierre Nys, éditions Leduc.

2. Dans une poêle, chauffez 2 c. à s. d'huile d'olive. Faites-y revenir l'oignon et l'ail émincés jusqu'à ce qu'ils soient translucides. Ajoutez les légumes dans la poêle et faites cuire 5 à 10 minutes, jusqu'à ce qu'ils soient bien tendres. Salez et poivrez. Laissez refroidir.
3. Dans un saladier, mélangez les légumes verts avec les œufs battus, la feta émiettée et la menthe ciselée.
4. Préchauffez le four à 180 °C (th. 6). Graissez un moule à tarte avec un peu d'huile d'olive. Disposez quelques feuilles de pâte filo dans le fond du moule en les badigeonnant d'huile d'olive entre chaque couche. Répartissez la garniture aux légumes et recouvrez avec d'autres feuilles de pâte filo, toujours en les badigeonnant d'huile. Enfournez pour 30 à 40 minutes de cuisson, ou jusqu'à ce que la pâte soit dorée et croustillante.

LE CONSEIL CRÉTOIS

Coupez en parts et servez chaud ou tiède avec une salade de concombre et tomates ou avec un yaourt grec assaisonné avec un peu d'ail et de menthe. Vous pouvez ajouter des graines de sésame sur le dessus de l'hortopida avant d'enfourner.

LÉGUMINEUSES. LES 5 MEILLEURES DU RÉGIME CRÉTOIS

Toutes sont :

- riches en protéines végétales (à associer aux céréales et noix, graines pour la gamme complète des acides aminés), et très peu grasses ;
- jamais raffinées, elles conservent leurs minéraux, contrairement aux céréales raffinées qui en perdent dans la bagarre industrielle ;
- pack phytostérols + fibres solubles + pauvres en sodium : anticholestérol et protection cardiaque ;
- régulatrices du glucose/glycémie ;
- rassasiantes grâce à leur association texture, glucides à IG bas, magnésium antistress ;
- antifringales, antidiabète ;

Certaines sont plus digestes que d'autres. Par exemple, les lentilles orange sont très douces, les pois chiches plus compliqués à digérer discrètement si l'on craint les fibres et les Fodmaps.

Fève

- Aide à contrôler la pression artérielle.
- Énergie longue durée.

LA RECETTE

Houmous de fèves (koulim xera)

INGRÉDIENTS : 300 g de fèves fraîches, 2 gousses d'ail, 4 c. à s. d'huile d'olive + 1 filet pour servir, le jus de 1 citron, 1 c. à s. de tahini (crème de sésame), 1 c. à c. de cumin en poudre, persil frais, sel et poivre.

1. Faites cuire les fèves dans une grande casserole d'eau bouillante pendant environ 1 heure, ou jusqu'à ce qu'elles soient bien tendres. Égouttez-les et gardez un peu d'eau de cuisson. Versez les fèves dans le bol d'un robot avec les gousses d'ail pelées, l'huile d'olive, le jus de citron et le tahini. Mixez jusqu'à obtenir une purée lisse. Si la préparation est trop épaisse, ajoutez un peu de l'eau de cuisson réservée. Ajoutez du sel, du poivre et le cumin. Mixez à nouveau jusqu'à obtenir une texture crémeuse.
2. Versez le houmous dans un bol, arrosez d'un filet d'huile d'olive et parsemez de persil haché ciselé.

LES CONSEILS CRÉTOIS

Si vous utilisez des fèves sèches, faites-les tremper dans l'eau pendant 12 heures (une nuit) avant de les rincer et les égoutter.
Servez ce houmous avec des bâtonnets de légumes crus : carottes, concombres, poivrons, radis pour un apéritif frais et équilibré.

Haricot sec (blanc, rouge)

- Richissime en fibres et amidons résistants : des « sucres hyperlents ».
- Protecteur des reins.
- Riche en phytostérols, les meilleurs anticholestérol naturels connus à ce jour.
- Protecteurs puissants anticancer et « anti-âge ».
- Énergie longue durée.

LA RECETTE

Soupe de haricots blancs (fasolada)

INGRÉDIENTS : 300 g de haricots blancs secs, 1 oignon, 2 carottes, 2 branches de céleri (avec les feuilles), 3 gousses d'ail, 400 g de tomates concassées, 4 c. à s. d'huile d'olive, 1 feuille de laurier, 1 c. à c. d'origan séché, sel et poivre.

1. Faites tremper les haricots blancs dans de l'eau froide pendant 12 heures (une nuit). Égouttez-les et rincez-les à l'eau claire.

Plongez-les dans une grande casserole d'eau froide et portez à ébullition. Laissez cuire 10 minutes avant de les égoutter.

2. Dans la même casserole, chauffez l'huile d'olive. Ajoutez l'oignon, les carottes coupées en rondelles, le céleri taillé en tronçons et l'ail haché. Faites-les revenir 5 minutes, jusqu'à ce qu'ils soient légèrement tendres et parfumés. Ajoutez les haricots et les tomates concassées. Mélangez.
3. Incorporez la feuille de laurier, l'origan, du sel, du poivre et environ 1,5 litre d'eau. Portez à ébullition, puis réduisez le feu et laissez mijoter à couvert pendant environ 1 heure, ou jusqu'à ce que les haricots soient tendres. Remuez de temps en temps et ajoutez de l'eau si nécessaire pour maintenir une consistance de soupe.
4. Retirez la feuille de laurier et servez la soupe chaude arrosée d'un filet d'huile.

LE CONSEIL CRÉTOIS

Vous pouvez utiliser des haricots blancs en conserve, il suffit de les égoutter et de les ajouter à la soupe après avoir fait revenir les légumes. Réduisez alors le temps de cuisson à environ 30 minutes.

→

Cette soupe est souvent servie avec des oignons crus coupés en tranches, des olives noires, et du pain villageois grec.

Lentille

- À chaque variété ses composés anticancer : lentille noire : delphinidines ; lentille corail : bêta-sitostérol.
- Très digeste, surtout la lentille orange (peau fine).

LA RECETTE

***Soupe de lentilles à la crétoise* (fakès)**

INGRÉDIENTS : 250 g de lentilles brunes ou vertes, 1 oignon, 2 gousses d'ail, 2 carottes, 2 tomates mûres, concassées, 2 c. à s. de concentré de tomate, 2 feuilles de laurier, 1 c. à c. d'origan séché, 4 c. à s. d'huile d'olive, 1 c. à s. de vinaigre de vin rouge, sel et poivre.

1. Dans une grande casserole, chauffez 2 c. à s. d'huile d'olive. Ajoutez l'oignon émincé, l'ail haché et les carottes coupées en rondelles. Faites revenir pendant environ 5 minutes jusqu'à ce qu'ils soient tendres et légèrement dorés.
2. Ajoutez les lentilles rincées et égouttées, les tomates concassées et le concentré de tomate, mélangez.

3. Ajoutez 1,5 litre d'eau, le laurier, l'origan, du sel et du poivre. Portez à ébullition, puis réduisez le feu et laissez mijoter à couvert pendant environ 30 à 40 minutes, jusqu'à ce que les lentilles soient tendres. Remuez de temps en temps et ajoutez de l'eau si nécessaire pour obtenir la consistance désirée (plutôt soupe ou ragoût).
4. Retirez les feuilles de laurier, ajoutez le reste de l'huile d'olive et le vinaigre de vin rouge.

LE CONSEIL CRÉTOIS

Servez la soupe chaude avec un filet d'huile d'olive supplémentaire, accompagnée de pain rustique et éventuellement d'olives ou de fromage de feta pour un repas complet.

Pois cassé

- Le plus digeste des légumes secs.
- Des fibres, des protéines et des glucides à IG modéré : il est humble, modeste, mais son CV nutritionnel est parfait.

LA RECETTE

Purée de pois cassés (fava)

INGRÉDIENTS : 250 g de pois cassés jaunes, 1 oignon, 1 gousse d'ail, 80 cl d'eau ou de bouillon de légumes, 5 cl d'huile d'olive, le jus de ½ citron, quelques brins de thym, 1 oignon rouge, sel et poivre.

1. Rincez les pois cassés sous l'eau froide jusqu'à ce que l'eau soit claire. Dans une casserole, chauffez un peu d'huile d'olive et faites revenir l'oignon et l'ail 5 minutes, jusqu'à ce qu'ils soient translucides. Ajoutez les pois cassés rincés, puis versez l'eau ou le bouillon. Portez à ébullition.
2. Laissez mijoter à feu doux 40 à 50 minutes, en écumant la mousse qui se forme à la surface si nécessaire. Remuez de temps en temps pour éviter que les pois cassés n'attachent au fond. Ils doivent devenir tendres et commencer à se désagréger.
3. Hors du feu mixez la préparation à l'aide d'un mixeur plongeant jusqu'à obtenir une purée lisse. Ajoutez l'huile d'olive, le jus de citron, du sel et du poivre. Mixez encore une fois pour bien incorporer tous les ingrédients.
4. Versez la purée dans un plat, arrosez d'un filet d'huile d'olive, déposez de fines tranches d'oignon rouge et parsemez de thym.

LE CONSEIL CRÉTOIS

Servez la fava tiède avec du pain au levain grillé ou en accompagnement de légumes rôtis, ou encore avec des olives et de la feta.

Pois chiche

- L'inverse (du pois cassé) ! Très riche en fibres, nécessite un long trempage si vous voulez tout faire maison. Et même alors, déconseillé aux tubes digestifs sensibles.
- On le digère toujours mieux en bocal/boîte de conserve, à condition de bien le rincer (une bonne partie de ses éléments indigestes migrent dans l'eau de trempage, qu'il suffit d'éliminer).
- IG hyper-bas, hyper-recommandé comme antifringale et pour contrôler le glucose sanguin.

LA RECETTE

Biscuits aux pois chiches et chocolat

INGRÉDIENTS : 200 g de pois chiches en boîte, 3 c. à s. de crème d'amandes, 3 c. à s. de miel de thym, 50 g de pépites de chocolat noir, ½ c. à c. de levure chimique.

1. Égouttez et rincez les pois chiches, séchez-les bien avec un torchon et versez-les dans le bol d'un robot avec la crème d'amandes et le miel. Mixez jusqu'à obtenir une pâte lisse.

Incorporez les pépites de chocolat à la pâte à l'aide d'une spatule.

2. Préchauffez le four à 180 °C (th 6). Avec vos mains légèrement humides ou à l'aide d'une cuillère, formez des petites boules de pâte et déposez-les sur une plaque recouverte de papier sulfurisé. Aplatissez légèrement chaque boule avec le dos d'une cuillère.
3. Enfournez pour 10 à 12 minutes de cuisson, ou jusqu'à ce que les biscuits soient légèrement dorés. Ils seront encore un peu mous en sortant du four, c'est normal. Laissez-les refroidir sur la plaque avant de les manipuler, car ils vont se raffermir en refroidissant.

LE CONSEIL CRÉTOIS

Vous pouvez remplacer la crème d'amandes par du tahini.

Ces biscuits se conservent bien dans une boîte hermétique pendant plusieurs jours. Vous pouvez également les congeler et les décongeler à température ambiante quand vous en avez besoin.

VARIANTE AIRFRYER

Étape 3 : Préchauffez l'airfryer quelques minutes à 180 °C. Déposez quelques boules de pâte dans le panier en veillant à bien les espacer. Faites cuire 8 à 10 minutes. Laissez-les refroidir sur une grille.

MELON

- Plus la chair est foncée (orangée), plus elle renferme de bêtacarotènes. Protège la peau des attaques solaires (parfait fruit d'été).
- Bonne source de polyphénols, aux vertus protectrices polyvalentes.
- Très riche en eau, fort rafraîchissant et hydratant.
- Bourré de potassium, donc anti-rétention d'eau, aide les jambes et les doigts à dégonfler.
- Contient des lignanes (anticancer hormonaux – sein, utérus, prostate).

LA RECETTE

Salade melon, feta et menthe

INGRÉDIENTS : 1 melon, 100 g de feta, 1 poignée de feuilles de menthe fraîche, 2 c. à s. d'huile d'olive, 1 c. à s. jus de citron, sel et poivre.

1. Coupez le melon en deux, retirez les pépins et coupez la chair en dés. Déposez-les dans un saladier avec la feta émiettée et les feuilles de menthe ciselées.
2. Dans un petit bol, mélangez l'huile d'olive et le jus de citron, salez et poivrez. Versez sur la salade et mélangez.

LE CONSEIL CRÉTOIS

Servez cette salade garnie d'olives noires, en entrée ou en accompagnement de viandes grillées.

MIEL (DE FLEURS MÉDITERRANÉENNES)

- À chaque miel ses propriétés santé. Bruyère : contre infections urinaires, inflammation ; châtaignier : circulation ; garrigue : tonifiant, anti-infectieux, anti-rétention d'eau ; lavande, tilleul : antistress, sommeil ; pissenlit : anti-rétention d'eau ; thym : contre les infections respiratoires...

- Le miel de thym est le plus antiseptique de tous (à avaler ou appliquer sur une plaie).
- Des pigments antioxydants (ambre, brun foncé, blanc, jaune...) selon la plante butinée.
- Ami de la flore intestinale, favorise les bifidobactéries dans notre côlon.
- Le meilleur sucre naturel.
- Fortement antiseptique, interne comme externe.
- Stimulant, recharge en minéraux et énergie.
- Soutient les défenses naturelles.
- Une mine de substances protectrices (antibiotiques naturels, anticholestérol et triglycérides, antidiarrhéiques, cicatrisantes, enzymes...).
- Apaise l'estomac, anti-ulcère gastrique.

MOULE

- Large panel de nutriments bénéfiques : protéines, zinc, sélénium, vitamines B... Encore plus de fer que dans la viande rouge !
- Un blockbuster en nutriments actifs pour la santé (lutéine, zéaxanthine et oméga 3 notamment).
- Crue ou cuite, elle n'a en soi besoin d'aucun assaisonnement particulier, tant sa richesse en minéraux la rend goûteuse. Mais les Crétois

voient les choses en grand et l'apprêtent comme la grande dame qu'elle est...

LA RECETTE

Moules farcies

INGRÉDIENTS : 40 grosses moules, 1 oignon, 150 g de mélange « 3 riz » (blanc, rouge et sauvage), 4 c. à s. d'huile d'olive, le jus de 1 citron, 40 g de raisins secs, 40 g de pignons, 1 poignée de menthe fraîche, ½ c. à c. de cumin en poudre, sel et poivre.

1. Nettoyez les moules, rincez-les à l'eau fraîche. Faites-les ouvrir à feu vif dans une grande casserole avec un peu d'eau. Sortez-les de la casserole dès qu'elles s'ouvrent. Filtrez le jus de cuisson et réservez-le.
2. Retirez une des deux coquilles de chaque moule et gardez celles avec la chair attachée.
3. Dans une poêle, chauffez 3 c. à s. d'huile d'olive et faites-y revenir l'oignon émincé jusqu'à ce qu'il devienne translucide. Ajoutez le mélange de riz et poursuivez la cuisson 5 minutes en remuant. Versez 30 cl du jus de cuisson des moules, ajoutez les raisins secs, le cumin, du sel et du poivre. Laissez cuire à feu doux jusqu'à ce que le riz absorbe tout le liquide (environ 15 minutes). Retirez du feu et laissez tiédir.
4. Dans une petite poêle, faites griller à sec les pignons jusqu'à ce qu'ils soient légèrement

dorés, puis ajoutez-les au mélange de riz avec la menthe fraîche ciselée et le jus de citron. Mélangez bien.

5. Préchauffez le four à 180 °C (th. 6). Remplissez chaque moule avec une petite cuillère de farce en tassant bien. Déposez-les dans un plat de cuisson légèrement huilé. Arrosez d'un filet d'huile d'olive supplémentaire et enfournez pour 10 à 15 minutes de cuisson, jusqu'à ce que le dessus soit légèrement doré.

LE CONSEIL CRÉTOIS

Servez les moules avec des quartiers de citron.

NOIX

- Un bon plan protéines + fibres + bons gras pour quiconque cherche à manger plus végétal sans avoir faim ni « manquer » de quoi que ce soit côté macronutriments.
- Anticholestérol, fluidifiante sanguine.
- Quercétine, kaempférol : le duo d'antioxydants antiallergie et anticancer poumon, prostate (prévention).
- Pack anticancer : acide ellagique, sélénium, fibres, oméga 3 et 9, bêta-sitostérol.

- Grâce à ses phytœstrogènes, modulateurs endocriniens, aide à réduire les symptômes de la ménopause (bouffées de chaleur, ostéoporose, prise de poids...).
- Anti-mal à l'estomac et calculs biliaires.
- Oméga 3 anti-inflammatoires, antidépression, protecteurs pour les yeux, le cerveau, le cœur...
- Son arginine milite pour des artères souples (protection cardiaque).

LA RECETTE GOURMANDE

Tarte aux noix et miel (Baklava)

INGRÉDIENTS : 500 g de cerneaux de noix, 4 c. à s. de chapelure, 4 c. à s. de sucre, 1 c. à c. de cannelle en poudre, 250 g de beurre fondu, 300 g de pâte filo (environ 15 feuilles).

INGRÉDIENTS POUR LE SIROP : 250 g de sucre, 20 cl de miel liquide ambré, 2 clous de girofle, 1 bâton de cannelle, le jus de 1 citron.

1. Dans un grand bol, mélangez les noix hachées grossièrement, la chapelure, le sucre et la cannelle.
2. Préchauffez le four à 180 °C (th. 6). Beurrez généreusement un moule rectangulaire.
3. Disposez une feuille de pâte filo dans le fond du moule et badigeonnez-la de beurre fondu. Répétez cette étape pour 5 à 6 feuilles, en badigeonnant chaque feuille de beurre.

Parsemez une fine couche du mélange de noix sur la pâte.

4. Couvrez avec 2 à 3 autres feuilles de pâte filo, chacune également badigeonnée de beurre. Continuez d'alterner les couches de pâte filo (2 à 3 feuilles beurrées à chaque fois) et le mélange de noix, jusqu'à épuisement des ingrédients. Terminez avec 5 à 6 feuilles de pâte filo superposées, chacune badigeonnée de beurre.
5. Avant d'enfourner, découpez délicatement le baklava en carrés ou en losanges à l'aide d'un couteau bien aiguisé. Enfournez pour 30 à 40 minutes de cuisson, jusqu'à ce que la pâte filo soit bien dorée et croustillante.
6. Pendant ce temps, préparez le sirop. Dans une casserole, mélangez le sucre, le miel, 50 cl d'eau, les clous de girofle, le bâton de cannelle et le jus de citron. Portez à ébullition, puis laissez mijoter à feu doux 10 à 15 minutes, jusqu'à ce que le sirop épaississe légèrement. Retirez les clous de girofle et le bâton de cannelle.
7. Dès que le baklava sort du four, versez lentement le sirop chaud sur toute la surface. Assurez-vous que le sirop pénètre bien dans les découpes. Laissez refroidir à température ambiante pendant plusieurs heures

(idéalement toute la nuit) pour que le sirop imprègne bien chaque couche du baklava.

LE CONSEIL CRÉTOIS

Vous pouvez remplacer les noix par un mélange de pistaches et d'amandes pour varier les saveurs, ou ajouter quelques gouttes d'eau de rose ou de fleur d'oranger dans le sirop pour une touche aromatique supplémentaire.

ŒUF

- Les meilleures protéines alimentaires, superbes pour les muscles, les os, les hormones – notamment de la thyroïde –, la force, l'énergie, l'immunité.
- Un ou deux œufs au petit déjeuner, c'est excellent pour la santé (pas tous les jours !), tonifiant et coupe-faim.
- Ami du cœur, il diminue le risque d'attaque et d'infarctus. Alors qu'on l'a longtemps injustement soupçonné de donner du cholestérol et de boucher les artères !
- Bon pour le moral et l'humeur stable.
- Sa choline est un « supernutriment » pour le cerveau, la mémoire en particulier.

- Protecteur pour les yeux grâce à ses pigments jaunes (lutéine, zéaxanthine).
- Bonne source d'oméga 3 si issus de la filière Bleu-Blanc-Cœur (alimentation des poules enrichie en graines de lin), ce qui se rapproche le plus d'un œuf crétois.

LA RECETTE

Œufs brouillés à la tomate (strapatsada)

INGRÉDIENTS : 6 œufs, 4 tomates, 2 c. à s. d'huile d'olive, 100 g de feta émiettée, 1 c. à c. d'origan séché, quelques feuilles de basilic, sel et poivre.

1. Chauffez l'huile d'olive dans une poêle. Ajoutez les tomates râpées ou coupées en dés et faites-les cuire 5 à 7 minutes, jusqu'à ce qu'elles réduisent légèrement et libèrent leur jus.
2. Dans un saladier, battez légèrement les œufs avec une pincée de sel et de poivre. Versez dans la poêle et remuez doucement avec une spatule pour brouiller les œufs.
3. Lorsque les œufs commencent à prendre, ajoutez la feta émiettée et l'origan. Continuez à remuer jusqu'à ce que les œufs soient cuits à votre goût.
4. Parsemez le basilic ciselé et servez.

LE CONSEIL CRÉTOIS

Ne faites pas trop cuire les œufs pour qu'ils restent crémeux.

OIGNON

- Ses composés soufrés facilitent la circulation, font baisser le cholestérol et protègent le cœur.
- Antibiotique naturel, anti-allergies, anti-ostéoporose.
- L'une des meilleures sources en polyphénols antioxydants.
- Pack anticancer : composés soufrés, flavonoïdes (oignons foncés : les blancs et jaune pâle en contiennent peu), quercétine, sélénium.
- L'oignon jaune est riche en flavonoïdes, le violet en anthocyanes : dans tous les cas, vous faites le plein en antioxydants.
- Ouvre l'appétit et stimule la vésicule biliaire, donc la digestion (surtout des graisses).
- Renferme des acides aminés « insulinogéniques », qui épargnent le pancréas. Aide à équilibrer la glycémie. L'un des meilleurs aliments pour le diabétique.
- Réduit le risque de mycoses (surtout associé à l'ail), de troubles circulatoires et d'accidents cardiaques.

LA RECETTE

L'authentique salade crétoise (horiatiki)

INGRÉDIENTS : 1 oignon rouge, 4 tomates, 1 concombre, 1 poivron vert, 150 g de feta, 1 poignée d'olives noires grecques (de type Kalamata), 1 c. à c. d'origan séché, 5 c. à s. d'huile d'olive, sel et poivre.

1. Détaillez les tomates, le concombre, l'oignon et le poivron en morceaux et placez-les dans un grand saladier. Ajoutez les olives noires. Salez légèrement et poivrez. Parsemez d'origan séché. Arrosez généreusement d'huile d'olive.
2. Déposez le bloc de feta entier sur le dessus des légumes arrosez-le d'un filet d'huile d'olive et saupoudrez-le d'origan.
3. Servez immédiatement.

LE CONSEIL CRÉTOIS

Pour une authentique salade grecque, évitez d'ajouter de la laitue ou d'autres légumes verts qui ne sont pas utilisés dans la version traditionnelle. Utilisez des ingrédients de qualité, en particulier de bonnes tomates mûres, de l'huile d'olive extra-vierge et un bloc de feta grecque au lait de brebis ou de chèvre. Vous pouvez légèrement fendre les olives avec un couteau pour que leur saveur se mélange mieux à la salade.

OLIVE

- La fille de l'huile d'olive : l'olive ! Ce petit fruit contient les mêmes bons gras + les fibres + des composés précieux.
- Anticholestérol, antihypertension : on la garde comme idée d'apéritif, mais aussi à répartir dans des bonnes petites recettes crues ou cuites.
- Anti-inflammatoire.
- Soutient la fonction digestive.
- Contient de l'hydroxytyrosol, un composé phénolique antihypertenseur, anti-arythmies cardiaques et réduit le taux de cholestérol/triglycérides : l'olive en renferme 10 fois plus que l'huile.
- Polyphénols antioxydants : l'olive noire en renferme 4 fois plus que la verte.
- Bonne pour la peau et les cheveux.
- Peu calorique, pauvre en graisses, elle est simplement parfaite. Un peu salée peut-être, et encore ça dépend desquelles, de la qualité, de la recette...

LA RECETTE

Tapenade de Kalamata

INGRÉDIENTS : 200 g d'olives de Kalamata dénoyautées, 2 gousses d'ail, 3 c. à s. d'huile d'olive, 1 c. à s. de câpres, 1 c. à s. de jus de citron, 1 c. à c. d'origan séché, 50 g de feta émietté, sel et poivre.

1. Rincez les olives et les câpres pour éliminer l'excès de sel. Pelez et hachez grossièrement les

gousses d'ail. Dans le bol d'un robot, ajoutez les olives, l'ail, les câpres, l'huile d'olive, le jus de citron, l'origan et la feta. Mixez par impulsions jusqu'à obtenir une pâte épaisse et homogène.
2. Salez légèrement et poivrez. Ajoutez un peu plus d'huile d'olive ou de jus de citron selon la consistance souhaitée.

LES CONSEILS CRÉTOIS

Servez la tapenade avec des tranches de pain grillées, des crackers, ou en accompagnement de légumes crus.
Vous pouvez également l'utiliser comme condiment pour des sandwichs, des plats de viande grillée ou des salades.
Conservez la tapenade au réfrigérateur dans un récipient hermétique pendant 4 à 5 jours.
Vous pouvez également ajouter un filet d'huile d'olive sur le dessus pour éviter l'oxydation.

ORANGE

- Pack anticancer.
- Dans son zeste : une essence (« huile essentielle ») apaisante et antiseptique, grâce au linalol entre autres.

- Flavonoïdes + vitamine C + fibres solubles = vaisseaux sanguins plus forts.
- Mangez-la plutôt que de la boire !
- Anticholestérol/triglycérides.
- Anti-inflammatoire.
- Ses acides organiques sont antiseptiques, antimycosiques.
- Elle renferme une flavanone qui « renforce » les parois vasculaires et pourrait même participer à la prévention anti-AVC (attaque cérébrale).
- Ses carotènes, surtout dans les sanguines, soutiennent l'immunité. En outre, ils protègent peau et muqueuses, les premières barrières mécaniques de nos défenses naturelles.

LA RECETTE

Salade d'orange aux olives et fenouil

INGRÉDIENTS : 3 oranges, 1 bulbe de fenouil, 100 g d'olives noires dénoyautées, 2 c. à s. d'huile d'olive, 1 c. à s. de vinaigre de vin rouge, 1 c. à c. d'origan séché, quelques feuilles de menthe, sel et poivre.

1. Pelez les oranges à vif, coupez-les en rondelles et disposez-les sur un plat. Ajoutez le fenouil finement tranché et les olives noires par-dessus.
2. Dans un bol, mélangez l'huile d'olive, le vinaigre, l'origan, le sel et le poivre. Versez sur la salade et parsemez de menthe ciselée.

LE CONSEIL CRÉTOIS

Servez immédiatement en entrée ou en accompagnement de grillades.

PÂTES

- Simples, naturelles, peu caloriques (attention à l'assaisonnement), peu coûteuses, nourrissantes, conviviales, à partager. Le parfait aliment crétois !
- Elles contiennent des amidons résistants : anti-cholestérol, antitriglycérides, anti-cancer du côlon, minceur, bons pour le glucose sanguin.
- Enquêtez : une couleur plus foncée, une texture plus ferme, une saveur plus prononcée ? = + d'éléments nutritionnels protecteurs – antioxydants, polyphénols, minéraux.
- Complètes, elles renferment 3 à 4 fois plus de fibres que les pâtes « blanches ». Et de grâce oubliez à jamais les nouilles molles, les pâtes précuites ou à cuisson rapide.
- *Al dente*, elles obligent à mâcher, ce qui induit la sécrétion d'hormones coupe-faim et aide à digérer car la salive héberge des enzymes qui prédigèrent l'amidon des pâtes.

- Favorisent la sérotonine, hormone apaisante et qui facilite l'endormissement.
- Plein de fibres prébiotiques bonnes pour la flore intestinale.

LA RECETTE

Spaghettis aux coques de Crète

INGRÉDIENTS : 500 g de spaghettis, 2,5 kg de coques, 2 gousses d'ail, 2 c. à s. de persil plat ciselé, 4 c. à s. d'huile d'olive, sel et poivre.

1. Rincez soigneusement les coques sous l'eau courante pour éliminer le sable. Faites chauffer une grande casserole sur feu vif. Ajoutez les coques et faites-les cuire jusqu'à ce qu'elles s'ouvrent (3 à 4 minutes). Égouttez les coques à l'aide d'une passoire, en réservant leur jus dans un bol. Éliminez celles qui ne se sont pas ouvertes.
2. Épluchez et hachez finement les gousses d'ail. Chauffez la moitié de l'huile d'olive dans une sauteuse. Ajoutez l'ail haché et faites-le revenir à feu moyen jusqu'à ce qu'il soit doré (attention à ne pas le brûler). Incorporez le jus des coques filtré, mélangez bien, puis retirez du feu.

- Pendant ce temps, faites cuire les spaghettis *al dente* dans une grande casserole d'eau bouillante salée, selon les indications sur le paquet.

3. Remettez la sauteuse avec le mélange d'ail et de jus de coques sur feu vif. Ajoutez les spaghettis égouttés, les coques, le reste d'huile d'olive et le persil ciselé.
4. Salez légèrement et poivrez. Mélangez bien et servez immédiatement.

LE CONSEIL CRÉTOIS

Vous pouvez ajouter un petit verre de vin blanc sec lorsque vous faites cuire les coques. Cela apportera une note acidulée et rehaussera la saveur des fruits de mer. L'alcool s'envolera mais le goût restera.

PASTÈQUE

- Super-légère, super peu calorique, super peu sucrée : hydrate et reminéralise sans « faire grossir ».
- Contient des lignanes (anticancer hormonaux – sein, utérus, prostate) et des polyphénols.
- Bonne pour les artères, qu'elle assouplit et « ouvre ».
- Bonne pour la peau et les cheveux.
- Sa citrulline, un acide aminé, pourrait aider contre l'impuissance et la fonte musculaire.

- Diurétique (fait faire pipi), amie des reins.
- Participe à la prévention des crises d'asthme.

LA RECETTE

Brochettes de pastèque et melon au miel

INGRÉDIENTS : 400 g de chair de pastèque, 400 g de chair de melon, 2 c. à s. de miel de fleurs méditerranéennes, 1 c. à s. de jus de citron.

1. Détaillez la pastèque et le melon en cubes de taille identique. Enfilez-les sur des piques à brochettes en alternant les deux fruits.
2. Dans un petit bol, mélangez le miel et le jus de citron. Arrosez les brochettes avec ce mélange.

LE CONSEIL CRÉTOIS

Pour un dessert encore plus gourmand, ajoutez une boule de sorbet citron ou de menthe.

PIZZA

- La pâte de la vraie pizza est fine, sobre, peu grasse. De la farine, de l'eau, du sel, de l'huile d'olive. Φτάνει*!

---

* Basta !

- Sachez portion garder. Quand vous commandez une pizza fromage, chorizo et pommes de terre (oui, ça existe) pour 4, non ! Une part de pizza pâte fine à la sauce tomate et aux légumes, oui !
- Bonus : les herbes aromatiques du pizzaïolo Régime crétois qui apportent carvacrol (origan, thym…) anti-infectieux puissants, régulateur de la glycémie et protecteur hépatique.
- Une pizza crétoise équilibrée est un vrai « plat complet », avec protéines (surtout si jambon, œuf, parmesan…), glucides à IG modéré (pâte, légumes), bons gras (huile d'olive, feta…).
- Une sauce tomate de bonne qualité contient… de la tomate. Que dire de plus ? Si « concentrée », elle est super-riche en lycopène, cet anti-oxydant bon pour le cœur, les poumons, la prostate des messieurs.

LA RECETTE
Pizza grecque

INGRÉDIENTS : 200 g de farine complète, 6 g de levure sèche, 1 c. à c. de sel, 2 c. à s. d'huile d'olive, 200 g de ricotta, 2 c. à s. de tapenade d'olives noires, 1 c. à s. de miel, ½ courgette jaune, ½ courgette verte, 1 oignon rouge, feta, 100 g de sauce tomate, poivre et herbes fraîches (origan ou basilic).

1. Dans un petit bol, mélangez la levure avec 10 cl d'eau tiède et laissez reposer 5 à 10 minutes jusqu'à ce que la levure mousse.

Dans un saladier, mélangez la farine et le sel. Ajoutez la levure activée et l'huile d'olive. Pétrissez la pâte jusqu'à ce qu'elle soit lisse et élastique, environ 5 à 7 minutes. Si la pâte est trop sèche, ajoutez un peu d'eau. Couvrez d'un torchon et laissez la pâte lever dans un endroit chaud pendant 1 à 2 heures, ou jusqu'à ce qu'elle double de volume.

2. Pendant ce temps, préparez les légumes. Coupez les courgettes en fines rondelles. Émincez l'oignon rouge. Mélangez la ricotta avec le miel dans un petit bol.
3. Préchauffez le four à 220 °C (th. 7-8). Sur une surface légèrement farinée, étalez la pâte pour former une base de pizza ronde ou rectangulaire, selon vos préférences et tartinez-la d'une fine couche de sauce tomate.
4. Répartissez la ricotta au miel sur la sauce tomate en petites cuillerées, puis ajoutez des petites touches de tapenade par-dessus. Disposez ensuite les rondelles de courgettes et les oignons émincés uniformément sur la pizza. Émiettez généreusement de la feta par-dessus.
5. Enfournez la pizza pour 12 à 15 minutes de cuisson, ou jusqu'à ce que la pâte soit dorée et croustillante, et que le fromage soit légèrement fondu et doré.

6. À la sortie du four, versez un filet d'huile d'olive supplémentaire et parsemez d'origan frais ou de basilic. Poivrez selon vos goûts.

LES CONSEILS CRÉTOIS

Découpez la pizza en parts et dégustez-la immédiatement, accompagnée d'une salade grecque pour un repas complet.

PÊCHE, BRUGNON & NECTARINE

- Un cageot de carotènes bons pour la peau s'il vous plaît !
- Des fruits antioxydants, parfaits en été pour se protéger du soleil (ne remplacent pas le parasol).
- Lutéine, zéaxanthine : protecteurs oculaires peu fréquents en de telles quantités.
- Diurétiques, reminéralisants et rafraîchissants.
- Stimulent en douceur les intestins.
- Des terpènes, aldéhydes, lactones et cétones antistress et antiseptiques.

LA RECETTE

Salade aux fruits d'été

INGRÉDIENTS : 3 brugnons, 3 pêches, 1 kg de tomates multicolores, ¼ de pastèque, 250 g de petites boules de mozzarella, 6 c. à s. de graines (tournesol, courge, lin, sésame...), 2 oignons rouges frais, 6 c. à s. d'huile d'olive, 1 c. à s. de vinaigre de Xérès, 1 c. à s. de vinaigre de cidre, 1 citron vert bio (zeste et jus), 10 feuilles de basilic frais, 1 poignée de roquette, fleurs comestibles, fleur de sel et poivre du moulin.

1. Rincez les brugnons, les pêches et les tomates. Coupez les brugnons et les pêches en quartiers fins, les tomates en quartiers et la chair de pastèque en dés.
2. Épluchez les oignons et coupez-les en fines rondelles. Égouttez les boules de mozzarella.
3. Dans un grand saladier, mélangez délicatement les tomates, brugnons, pêches, pastèque, oignons, mozzarella et roquette. Ajoutez les graines et les feuilles de basilic ciselées.
4. Dans un bol, mélangez l'huile d'olive, les vinaigres, le zeste et le jus du citron vert. Saupoudrez de fleur de sel et de poivre du moulin. Versez la vinaigrette sur la salade juste avant de servir et mélangez doucement. Décorez de quelques fleurs comestibles (pensées, capucines ou fleurs de courgette).

LE CONSEIL CRÉTOIS

Si vous préparez cette salade à l'avance, gardez les morceaux de pastèque au réfrigérateur et ajoutez-les au dernier moment pour qu'ils restent bien frais et croquants.

PETITES SALADES (ROQUETTE, POURPIER...)

- Les mêmes génies nutritionnels que les légumes verts à feuilles (voir p. 132).
- Elles sont hyper-riches en glucosinolates, lutéine, zéaxanthine, qui protègent les yeux.
- Super-légères... si on ne les noie pas sous la sauce. Préférez un trait de vinaigre ou de jus de citron + poivre.
- Sources végétales d'oméga 3. Consommez-les avec des éclats de noix pour en obtenir encore plus.
- Favorisent la vision nocturne, renforcent l'immunité.
- Participent à la prévention du cancer et des maladies cardiovasculaires.
- Essence (« huile essentielle ») antibiotique : la saveur poivrée forte trahit des composants bénéfiques pour la flore intestinale, on en reprendrait bien encore un peu !

LA RECETTE

Jeunes pousses, halloumi et avocat

INGRÉDIENTS : 200 g de mélange de jeunes pousses (épinards, roquette, mâche, etc.), 250 g de halloumi, 2 avocats, 15 olives de Kalamata dénoyautées, 2 c. à s. de graines de tournesol, 2 c. à s. d'huile d'olive, poivre.

1. Coupez le halloumi en tranches d'environ 1 cm d'épaisseur. Chauffez une poêle avec un peu d'huile d'olive. Faites-y griller les tranches de halloumi 2 à 3 minutes de chaque côté, jusqu'à ce qu'elles soient bien dorées et légèrement croustillantes à l'extérieur. Retirez-les du feu et réservez.
2. Coupez la chair des avocats en cubes. Égouttez et coupez les olives Kalamata en deux.
3. Répartissez les jeunes pousses dans quatre assiettes. Ajoutez les tranches de halloumi grillé sur le dessus, ainsi que les cubes d'avocat et les olives Kalamata. Parsemez de graines de tournesol. Arrosez le tout d'un filet d'huile d'olive et poivrez.

LE CONSEIL CRÉTOIS

Vous pouvez ajouter quelques tomates cerises, des cubes de concombre, quelques feuilles de basilic ou de menthe.

PETIT POIS

- Riche en fibres et en protéines : « cale », anticholestérol.
- Bon pour les os, les muscles.
- Facilite le transit intestinal.
- Anti-inflammatoire.
- Antioxydant, ralentit le vieillissement.
- Participe à la prévention de certains cancers (estomac...).
- Riche en chlorophylline, dérivée de la chlorophylle, qui piège les cellules cancéreuses.
- Riche en vitamine B1, qui aide à bien assimiler les glucides (donc antidiabète, antikilos).

LA RECETTE

Smoothie petit poids

INGRÉDIENTS : 300 g de petits pois (frais ou surgelés), 80 g de fromage de chèvre frais, 10 cl de lait de chèvre, 2 branches de menthe fraîche, glaçons, sel et poivre.

1. Faites cuire les petits pois frais ou surgelés dans une casserole d'eau bouillante pendant 15 minutes. Égouttez-les et laissez-les refroidir.
2. Rincez la menthe.
3. Mettez tous les ingrédients dans le blender et mixez jusqu'à obtention d'une consistance lisse. Répartissez dans 4 verres.

LE CONSEIL CRÉTOIS

Vous pouvez déposer délicatement quelques petits pois entiers et une feuille de menthe dans chaque verre.

POISSONS BLANCS – COLIN, DAURADE, SOLE...

- Chair très, très maigre, poissons rois pour réduire ses apports caloriques.
- Excellentes sources de protéines, vitamines et minéraux très assimilables.
- Très pauvres en sodium : amis du cœur, réduisent les risques d'accident cardiaque et d'AVC (accident vasculaire cérébral). Attention à la sauce !
- Les meilleurs vecteurs d'iode, oligoélément stimulant la glande thyroïde, qui orchestre l'ensemble de nos fonctions vitales, facilite la perte de poids, la beauté de la peau et des cheveux.
- Ils sont riches en protéines de très haute qualité, qui facilitent la combustion du glucose sanguin.
- Grâce à eux, un super-contrôle de la glycémie est très facilité : ils sont parfaits pour le métabolisme, les apports réguliers en énergie (muscles, neurones), amis des diabétiques.
- Bons pour le cerveau, les os, les muscles.
- Super-digestes.

LA RECETTE

Soupe de poisson traditionnelle (kakavia)

INGRÉDIENTS : 1 kg de filets de colin, 400 g de pommes de terre, 200 g de fenouil (garder les fanes et quelques tranches fines pour le dressage), 200 g de carottes, 200 g de céleri, 200 g de tomates, 15 cl d'huile d'olive, 1 c. à s. de graines de coriandre, 20 cl de jus de citron, ½ bouquet de persil ciselé, sel et poivre.

1. Épluchez les pommes de terre, les carottes, le céleri, et coupez-les en petits morceaux. Coupez également les tomates et le fenouil (gardez les fanes et quelques tranches fines de fenouil pour la déco). Plongez les légumes dans une grande casserole remplie de 1 litre d'eau et l'huile d'olive. Salez, poivrez et ajoutez les graines de coriandre préalablement pilées. Portez à ébullition, puis réduisez le feu, couvrez et laissez mijoter à feu doux jusqu'à ce que les pommes de terre soient tendres (20 à 25 minutes).
2. Une fois les légumes cuits, ajoutez le jus de citron dans la casserole. Coupez les filets de colin en gros morceaux, puis plongez-les dans la casserole. Laissez cuire à feu doux pendant environ 10 minutes.
3. Hors du feu ajoutez le persil ciselé et les fanes de fenouil. Répartissez le poisson et les légumes dans 4 assiettes creuses. Décorez

avec les tranches fines de fenouil cru réservées. Arrosez d'un filet d'huile d'olive.

LE CONSEIL CRÉTOIS

Vous pouvez varier les poissons selon la disponibilité : cabillaud, lotte ou même un mélange de poissons.
Si vous aimez les soupes avec une texture plus veloutée, écrasez légèrement les pommes de terre et les carottes à la fin de la cuisson avant d'ajouter le poisson.

POISSONS GRAS – SAUMON, MAQUEREAU, ANGUILLE, SARDINE…

- Eux aussi sont bien entendu une excellente source de protéines. Notamment de collagène (surtout présent dans la tête, donc préparez des bouillons et soupes mixées avec la totalité du poisson).
- Oméga 3 : les meilleures sources, notamment en EPA, une forme d'oméga 3 particulièrement anti-inflammatoires, protecteurs cardiaques et antidépression.
- Un bon statut en oméga 3 est corrélé à une meilleure protection anticancer du sein, de

la prostate, et probablement du poumon, du pancréas, du côlon.

- Les petits poissons gras (sardines…) sont meilleurs que les grands (requin…), prédateurs potentiellement contaminés par davantage de polluants.
- Participent à la prévention du diabète.
- Protègent le cerveau.
- Calcium : une source inattendue dans les arêtes de sardines en boîte (sardines entières, pas les filets).
- Minéraux : de « calcium » à « zinc », presque toute la famille s'y trouve
- Aident à prévenir les crises d'asthme et toute forme de poussée inflammatoire chronique (polyarthrite, psoriasis…).

LA RECETTE

Sardines au four (sardeles ladorigani)

INGRÉDIENTS : 1 kg de sardines fraîches, 10 cl d'huile d'olive, 2 tomates, 2 citrons, ½ bouquet de persil frais, 1 c. à s. d'origan séché, sel et poivre.

1. Préchauffez le four à 200 °C (th. 6-7). Rincez et éviscérez les sardines si cela n'a pas déjà été fait par votre poissonnier. Séchez-les délicatement avec du papier absorbant. Déposez-les dans un plat à four, en une seule couche. Arrosez-les généreusement de la moitié de l'huile d'olive, salez, poivrez et saupoudrez d'origan séché.

2. Détaillez les tomates et 1 citron en tranches, disposez-les sur les sardines. Pressez le jus de l'autre citron sur les sardines, arrosez avec le reste d'huile d'olive et parsemez de persil ciselé. Enfournez pour 20 à 25 minutes de cuisson, jusqu'à ce que les sardines soient bien dorées et cuites. Elles doivent être tendres à l'intérieur et légèrement croustillantes à l'extérieur.

LE CONSEIL CRÉTOIS

Servez les sardines directement dans le plat, avec du pain frais ou des pommes de terre à l'huile d'olive, accompagnées d'un peu de persil frais supplémentaire pour décorer.

VERSION AIRFRYER

Rincez et éviscérez les sardines. Séchez-les délicatement avec du papier absorbant. Déposez-les en une seule couche dans le panier de l'airfryer (selon la taille de votre appareil, vous devrez peut-être les cuire en plusieurs fois). Arrosez-les avec la moitié de l'huile d'olive, salez, poivrez et parsemez d'origan séché. Détaillez les tomates et 1 citron en fines tranches, disposez-les sur les sardines, arrosez avec le reste d'huile et parsemez de persil ciselé. Préchauffez l'airfryer quelques minutes à 180 °C. Faites cuire 12 à 15 minutes, jusqu'à ce que les sardines soient bien dorées et croustillantes à l'extérieur, tout en restant tendres à l'intérieur.

POIVRON

- Carotènes : le rouge en contient beaucoup plus que le vert, cueilli avant maturité.
- Ses flavonoïdes augmentent l'absorption de la vitamine C, qui elle-même potentialise l'assimilation du fer.
- Antihypertension, anticholestérol.
- Bon pour les yeux (antioxydants spécifiques).
- Ami de la peau.

LA RECETTE

Poivrons grillés

INGRÉDIENTS : 4 poivrons rouges, 1 poivron jaune, 1 poivron orange, 2 c. à s. d'huile d'olive, feta, sel.

1. Préchauffez le four en mode gril. Lavez les poivrons, essuyez-les et placez-les entiers sur une plaque de cuisson. Faites-les griller jusqu'à ce que leur peau soit noircie et cloquée,

en les retournant régulièrement pour qu'ils cuisent uniformément (10 à 15 minutes). À la sortie du four, placez-les dans un sac plastique ou dans un bol recouvert de film alimentaire pendant environ 10 minutes. Retirez la peau noircie des poivrons puis ouvrez-les pour ôter les graines et les membranes internes.

2. Coupez les poivrons en larges lanières, déposez-les dans un plat, et arrosez d'huile d'olive. Salez et poivrez. Laissez-les au réfrigérateur au moins 30 minutes. Au moment de servir, parsemez le basilic ciselé et la feta émiettée.

LE CONSEIL CRÉTOIS

Ces poivrons grillés sont parfaits pour accompagner des viandes grillées, du poisson ou tout simplement avec du pain pita grillé et du tzatziki.

POULET

- Sans sa peau, c'est un petit bijou de protéines maigres et très digestes.
- Il oblige à mastiquer, donc favorise la digestion et empêche de manger trop, trop vite. Et au passage prend soin des dents et des mâchoires.

- La viande blanche serait meilleure pour la santé, notamment rénale (surtout chez les diabétiques) que la viande rouge.
- Fourmille de vitamines B et de minéraux santé, minceur, tonus.
- Achetez du VRAI poulet, pas des pilons, des cuisses précuites et préparations contenant dextrose, érythorbate de sodium et autres nitrites.

LA RECETTE

Soupe au poulet au citron (avgolemono)

INGRÉDIENTS : 500 g de blancs de poulet, 1,5 litre de bouillon de volaille, 120 g de riz, 2 œufs, le jus de 2 citrons, 1 feuille de laurier, quelques brins de persil, sel et poivre.

1. Plongez le poulet dans une grande casserole avec le bouillon et la feuille de laurier. Portez à ébullition, puis réduisez le feu et laissez cuire 45 minutes à 1 heure, jusqu'à ce que le poulet soit bien cuit et tendre. Retirez le poulet de la casserole et laissez-le refroidir. Gardez le bouillon de côté. Une fois le poulet suffisamment refroidi, effilochez-le.
2. Versez le riz dans le bouillon réservé et laissez-le cuire environ 15 minutes en remuant de temps en temps.
3. Pendant ce temps, battez les œufs jusqu'à ce qu'ils soient mousseux. Ajoutez progressivement le jus de citron tout en continuant

à fouetter. Une fois le mélange homogène, prenez une louche de bouillon chaud (sans riz) et versez-la lentement dans le mélange d'œufs et de citron tout en fouettant constamment. Répétez l'opération avec une ou deux autres louches de bouillon chaud pour bien intégrer les œufs et le bouillon. Versez ensuite le mélange œufs-citron dans la casserole avec le riz, en remuant constamment pour obtenir une soupe lisse et crémeuse.

4. Remettez le poulet effiloché dans la soupe. Salez et poivrez. Laissez la soupe chauffer doucement pendant 5 minutes, mais ne la portez pas à ébullition pour éviter de faire cailler les œufs.
5. Servez la soupe chaude, garnie de persil frais, avec un peu de poivre noir fraîchement moulu.

LE CONSEIL CRÉTOIS

Pour un résultat encore plus crémeux, vous pouvez fouetter les blancs d'œufs à part jusqu'à ce qu'ils forment des pics mous avant d'incorporer les jaunes et le jus de citron.

POULPE, SEICHE, CALAMAR

- Typiques du Régime crétois, et on adore ça !
- Poêlés avec un peu d'huile d'olive, d'ail, de citron : miam ! Frits, miam aussi !
- Leur vitamine B12 et leur zinc font reculer la fatigue physique et mentale.
- Bons pour le cerveau, la mémoire, l'humeur, antimigraine.
- Peu caloriques (selon la préparation), riches en nutriments nutritifs et protecteurs.
- Bonne source d'oméga 3 : anti-inflammatoires et antidépression, protection cardiaque.

LA RECETTE

Calamars frits

INGRÉDIENTS : 500 g de calamars frais, 120 g de farine complète, huile d'olive pour la friture, quartiers de citron, sel et poivre.

1. Nettoyez les calamars en retirant la tête, les entrailles et la membrane externe. Coupez-les en rondelles d'environ 1 cm d'épaisseur. Rincez les rondelles sous l'eau froide, puis égouttez-les et séchez-les avec du papier absorbant.
2. Dans un bol, mélangez la farine avec une bonne pincée de sel et du poivre noir moulu. Passez les rondelles de calamars dans la

farine, en les enrobant bien. Secouez-les pour retirer l'excès de farine.

3. Chauffez 2 à 3 cm d'huile dans une grande poêle à feu moyen-vif. Faites-y frire les calamars 2 à 3 minutes, ou jusqu'à ce qu'ils soient dorés et croustillants. Récupérez-les à l'aide d'une écumoire et égouttez-les sur du papier absorbant. Saupoudrez d'un peu de sel et servez bien chauds, accompagnés de quartiers de citron.

LE CONSEIL CRÉTOIS

Ces calamars sont parfaits à déguster seuls, ou avec une sauce à base de yaourt, de mayonnaise ou de sauce tartare.
Pour une friture encore plus légère et croustillante, ajoutez 30 g de fécule de maïs au mélange de farine.

VERSION AIRFRYER

Étape 3 : Préchauffez l'airfryer quelques minutes à 180 °C. Disposez les rondelles de calamars dans le panier en une seule couche. Vaporisez légèrement les calamars avec de l'huile d'olive en spray. Faites cuire 8 à 10 minutes, en retournant les calamars à mi-cuisson, jusqu'à ce qu'ils soient dorés et croustillants. Sortez les calamars de l'airfryer, saupoudrez d'un peu de sel et servez-les aussitôt, accompagnés de quartiers de citron.

RAISIN

- Dans le raisin noir, son resvératrol protège des accidents cardiaques et répare l'ADN (= prévention anticancer).
- Le patron des procyanidines, antioxydants super-puissants pour le cœur.
- Anticholestérol, antihypertension, bon pour les artères, fluidifiant sanguin.
- Antimigraines.
- Anti-allergies.
- Active la digestion et apaise les irritations intestinales. Côlons fragiles, méfiez-vous de la peau et des grains.
- Bon pour les yeux, les os.
- Diurétique, aide à éliminer l'eau en excès et protège les reins.

LA RECETTE

Confiture de raisin (stafili glyko)

INGRÉDIENTS : 1 kg de raisins blancs allongés sans pépins Soultamitha, Centennial, Sulima, Exalta, 800 g de sucre, le jus de 1 citron, 1 bâton de cannelle, 250 ml d'eau.

1. Lavez les raisins et égrappez-les. Déposez-les dans une grande casserole. Ajoutez le sucre et l'eau et mélangez doucement pour que le sucre commence à se dissoudre. Laissez reposer pendant 2 à 3 heures pour que les raisins libèrent un peu de leur jus.
2. Portez doucement à ébullition. Ajoutez le bâton de cannelle.
3. Quand le mélange commence à bouillir, baissez le feu et laissez mijoter doucement 45 minutes à 1 heure en remuant de temps en temps. Écumez régulièrement la mousse qui peut se former à la surface.
4. Lorsque la confiture a épaissi et que les raisins sont bien tendres, ajoutez le jus de citron et laissez mijoter 5 minutes.
5. Ôtez du feu et laissez la confiture refroidir légèrement. Retirez le bâton de cannelle. Versez la confiture chaude dans des bocaux stérilisés et fermez hermétiquement. Retournez les bocaux jusqu'à ce qu'ils soient complètement refroidis pour créer un vide d'air.

LE CONSEIL CRÉTOIS

La confiture de raisin est délicieuse servie avec du yaourt grec, des toasts ou comme accompagnement de fromage.
Pour tester la consistance de votre confiture, mettez une petite cuillère de confiture sur une assiette froide. Si elle se fige légèrement et ne coule pas, c'est qu'elle est prête. Sinon, continuez à cuire encore quelques minutes.

RIZ

- Préférez les riz un peu fermes à ceux « très mous en bouche ». Ils ont un meilleur index glycémique, c'est mieux pour votre glucose sanguin.
- Anthocyanines dans les riz très colorés (rouges, noirs) : antioxydants et anticancer (prévention).
- Le riz complet apporte plus de minéraux, vitamines, fibres, composés protecteurs. Rincez-le bien avant cuisson.
- Ses précurseurs de mélatonine sont anti-cancer du sein et aident à réguler notre horloge interne.
- Zéro gluten, donc super-digeste.
- Ses orizanols sont anticholestérol.

LA RECETTE

Légumes farcis au riz (gemista)

INGRÉDIENTS : 4 tomates, 4 poivrons (verts ou rouges), 2 oignons, 150 g de riz arborio, 1 oignon, 2 gousses d'ail, 10 cl d'huile d'olive, 1 c. à s. de menthe fraîche, 1 c. à s. de persil frais, 1 c. à s. d'aneth frais, 1 c. à s. de concentré de tomate, 30 cl d'eau ou de bouillon de légumes, sel et poivre.

1. Préchauffez le four à 180 °C (th. 6). Coupez le haut des tomates et des poivrons, réservez les « chapeaux ». Videz délicatement la chair des tomates à l'aide d'une cuillère et épépinez des poivrons (gardez la chair des tomates). Salez légèrement l'intérieur des légumes vidés et retournez-les sur une grille pour qu'ils s'égouttent.
2. Pendant ce temps, chauffez la moitié de l'huile d'olive dans une poêle et faites-y revenir l'oignon haché et l'ail pressé jusqu'à ce qu'ils soient translucides. Incorporez le riz et faites revenir le tout 1 à 2 minutes. Ajoutez la chair de tomate réservée et le concentré de tomate. Laissez mijoter quelques minutes.
3. Incorporez les herbes fraîches ciselées (menthe, persil, aneth), salez et poivrez. Mélangez bien. Ajoutez un peu d'eau ou de bouillon et laissez cuire à feu doux 5 à 7 minutes, jusqu'à ce que le riz commence à cuire (mais qu'il soit encore *al dente*).

4. Remplissez les légumes vidés avec la farce au riz. Replacez les chapeaux sur les tomates et les poivrons farcis. Déposez-les dans un grand plat à gratin.
5. Arrosez les légumes farcis avec le reste d'huile d'olive. Versez environ 20 à 30 cl d'eau ou de bouillon dans le plat. Couvrez avec du papier-cuisson et enfournez pour 1 heure de cuisson. Après 45 minutes, retirez le papier-cuisson pour que les légumes dorent légèrement. Vérifiez la cuisson du riz et des légumes. Ils doivent être tendres et légèrement caramélisés.

LE CONSEIL CRÉTOIS

Servez les gemista tièdes, accompagnés de pain ou de feta.

TOMATE

- Ses carotènes rouge vif (= lycopène) sont hyper-antioxydants. Faites-la cuire avec un peu d'huile d'olive pour en profiter au maximum.
- La sauce tomate et le concentré de tomate sont encore plus riches en lycopène.

- Participe à la prévention du cancer de la prostate. Et aussi probablement du sein, de l'endomètre, du poumon.
- Soutient l'activité mentale, y compris des personnes très âgées.
- Ultra-légère, tolérée dans tous les régimes minceur.
- Crue : riche en vitamine C ; cuite : riche en lycopène. Mangez les deux !
- Crue, en entrée, stimule les sécrétions digestives.
- Top avec de l'origan.

LA RECETTE

Salade tomates cerises, feta et olives (dakos)

INGRÉDIENTS : 800 g de tomates cerises en grappe, 4 pains paximadi ou 4 biscottes à l'orge, 150 g de feta ou galomyzithra (fromage de brebis frais), 4 c. à s. d'olives de Kalamata, 4 c. à s. de câpres, origan en poudre, huile d'olive, fleur de sel.

1. Rincez les tomates cerises et coupez-les en deux. Assaisonnez-les avec un filet d'huile d'olive, quelques pincées de fleur de sel et d'origan en poudre. Mélangez doucement pour enrober les tomates.
2. Humidifiez légèrement les pains paximadi avec un peu d'eau fraîche pour les ramollir légèrement. Cassez-les en morceaux

et disposez-les au fond des assiettes individuelles.

3. Répartissez les tomates cerises assaisonnées sur les morceaux de paximadi. Ajoutez les olives de Kalamata et les câpres sur les tomates. Émiettez la feta ou le galomyzithra par-dessus la salade. Arrosez d'un trait d'huile d'olive pour lier tous les ingrédients. Servez aussitôt.

LE CONSEIL CRÉTOIS

Si vous ne trouvez pas de galomyzithra, la feta est parfaite. Assurez-vous de la choisir de qualité, bien crémeuse, pour apporter une bonne onctuosité à ce plat.

Les câpres, les olives et la feta sont naturellement salées, donc n'ajoutez pas trop de sel. La fleur de sel utilisée pour les tomates devrait suffire à équilibrer le plat.

Vous pouvez ajouter quelques feuilles de basilic ou de menthe fraîche pour apporter encore plus de fraîcheur méditerranéenne à votre salade.

YAOURT, KÉFIR, LAIT FERMENTÉ

- Les probiotiques parfaits pour équilibrer la flore intestinale, notamment en cas de prise d'antibiotiques. Anticonstipation, antidiarrhée : régularisent le transit.
- Fermenté, le lait est bien plus digeste car le lactose n'y est plus que sous forme de trace : il a été boulotté par les bactéries, qui adorent ça.
- Faites les yaourts vous-même, ils seront meilleurs et encore plus digestes, car garantis sans lactose ni additifs. (Les industriels peuvent ajouter du lait après fermentation pour « durcir » le yaourt, ce qui accroît la quantité de lactose puisqu'il n'est pas fermenté.)
- Pour soutenir votre immunité, gérer votre poids, réduire votre pression artérielle et maîtriser votre glycémie.
- Plein de saveurs et de textures différentes, dues aux talents conjoints des ferments et de votre recette.
- Calcium, vitamine D, phosphore, vitamines B2 et B12, protéines, acides gras... un bon vecteur de nutriments, comme pour le fromage.

LA RECETTE

Yaourt à la grecque

INGRÉDIENTS : 75 cl de lait entier, 25 cl de crème fleurette, 1 c. à s. de yaourt nature.

1. Faites bouillir le lait et la crème puis laissez frémir pendant 20 minutes en mélangeant souvent au fouet.
2. Déposez le yaourt dans un bocal. Versez dessus le lait tiédi à 57 °C, par petites louchées en battant en fouet.
3. Fermez le bocal et conservez-le au chaud dans un sac isotherme pendant 3 heures avant de le placer 2 heures au réfrigérateur.
4. Ouvrez le bocal et mélangez. Versez dans un chinois recouvert d'un tissu fin. Repliez le tissu et déposez un poids par-dessus. Laissez égoutter pendant 1 heure au-dessus d'un saladier afin de récupérer le petit-lait.

LE CONSEIL CRÉTOIS

Selon la consistance désirée, laissez égoutter le yaourt plus ou moins longtemps. Plus le temps d'égouttage sera long, plus le yaourt sera ferme.

TABLE DES MATIÈRES

Chapitre 2

PEFC PEFC/14-38-00277

Cet ouvrage est composé de matériaux issus de forêts gérées durablement certifiées PEFC™.
Le Programme de reconnaissance des certifications forestières (PEFC™) est le plus grand organisme mondial indépendant de contrôle pour une gestion durable des forêts. Pour en savoir plus, consultez le site www.pefc-france.org

Achevé d'imprimer en décembre 2024
par Novoprint
Dépôt légal : janvier 2025

Imprimé en Slovaquie